中老年健康科普系列丛书／心脑血管健康篇

早知道
早健康

心脑血管5大问题

主编 张赞

心脑血管知识天天学　血管通畅健康人平安

高脂血症／高血压／糖尿病／冠心病／脑卒中

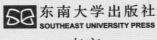

东南大学出版社
SOUTHEAST UNIVERSITY PRESS

·南京·

## 内容提要

本书主要围绕动脉粥样硬化的防治,讲述了动脉粥样硬化的主要原因 —— 高脂血症、高血压、高血糖以及动脉粥样硬化的常见并发症 —— 冠心病、脑卒中等心脑血管疾病的病因、病症、危害、诊断和防治,系统全面,通俗易懂,方便中老年人阅读、理解和参考。希望本书能为中老年人拥有健康的心脑血管提供帮助。

## 图书在版编目 (CIP) 数据

心脑血管 5 大问题 早知道早健康 / 张赞主编 . 南京:东南大学出版社,2020.1
ISBN 978-7-5641-8625-8

Ⅰ.①心… Ⅱ.①张… Ⅲ.①心脏血管疾病—防治 ②脑血管疾病—防治 Ⅵ.① R54 ② R743

中国版本图书馆 CIP 数据核字 (2019) 第 256572 号

**心脑血管 5 大问题 早知道早健康**
**Xinnaoxueguan Wudawenti Zaozhidao Zaojiankang**

| | | | | |
|---|---|---|---|---|
| 主 编 | 张 赞 | | 责任编辑 | 刘 坚 |
| 电 话 | (025)83793329 QQ: 635353748 | | 电子邮箱 | liu-jian@seu.edu.cn |
| 出版发行 | 东南大学出版社 | | 出 版 人 | 江建中 |
| 地 址 | 南京市四牌楼 2 号 | | 邮 编 | 210096 |
| 销售电话 | (025)83794561/83794174/83794121/83795801/83792174 83795802/57711295( 传真 ) | | | |
| 网 址 | http://www.seupress.com | | 电子邮件 | press@seupress.com |
| 经 销 | 全国各地新华书店 | | 印 刷 | 南京工大印务有限公司 |
| 开 本 | 700mm×1000mm 1/16 | | 印 张 | 7.25 字 数 135 千字 |
| 版 次 | 2020 年 1 月第 1 版 | | 印 次 | 2020 年 1 月第 1 次印刷 |
| 书 号 | ISBN 978-7-5641-8625-8 | | | |
| 定 价 | 48.00 元 | | | |

# 前　言

　　当前心脑血管疾病已成为危及中老年人生命的"第一杀手"。

　　冠心病、脑卒中等心脑血管疾病是一种严重威胁人类健康的常见病。它们具有高患病率、高致残率和高死亡率的特点。即使应用目前最先进、最完善的治疗手段,仍会有大概 50% 以上的心脑血管意外幸存者生活不能完全自理,患者自己生活质量不高,也给家庭和社会增加了负担。

　　冠心病、脑卒中等心脑血管疾病的共同原因是"动脉粥样硬化"。为什么叫动脉粥样硬化? 大家煮粥的时候会发现,粥如果很稀,一下子就能倒出来不粘在锅壁上;粥如果很稠,就会粘在锅壁上,要是干了就更难铲下来。

　　人在健康的时候,血管柔软并且有弹性,能保证血液通过。当血液开始变黏稠,就如同在血管内煮"稠粥"。血液越黏稠越容易挂壁,原本有弹性的血管开始变得硬和脆,如果不加以控制,逐渐恶化,血管可能会堵塞、破裂,导致心梗、脑卒中,甚至猝死,所以防止动脉粥样硬化和血液变黏稠是防治心脑血管疾病的第一要务。

　　那我们能控制或者延缓动脉粥样硬化吗? 能,关键在于积极防治的态度和科学的方法。

　　防治动脉粥样硬化的主要措施是积极防治以下高危病症和致病因素,包括:高脂血症、高血压、高血糖、Ⅱ型糖尿病、代谢综合征、超重、肥胖、吸烟、过度饮酒等。控制好以上危险因素，就能防治动脉粥样硬化，维护血管的通畅和弹性，防止冠心病、脑卒中的发生。

本书围绕动脉粥样硬化的防治，讲述了高脂血症、高血压、糖尿病、冠心病、脑卒中这5大疾病的病因、病症、危害、诊断和防治，比较系统和全面，也比较通俗易懂，方便中老年人阅读和理解。希望本书能对中老年人的健康有所帮助！

中医药学家金建文教授在本书编写过程中提出了宝贵意见，给予了专业指导，在此对他表示衷心感谢！

本书中所推荐的医疗方法和药物，均应在专业医师指导下采用！

本书适合关注健康的一般群众阅读。由于水平有限，不当之处在所难免，敬请读者批评指正，以便再版时更正。

# 目　录

# 第1章
# 动脉粥样硬化的原因 —— "三高"

【病例】53 岁的徐女士已经头疼了 5 年,最近这段时间更严重了,时常感到头晕、恶心、手足发麻、耳鸣、健忘等,一活动就腰酸腿软,夜里还经常睡不着觉,经医生诊断为动脉粥样硬化。

动脉粥样硬化是多种因素共同作用引起的,发病机制很复杂,主要因素有高脂血症、高血压和糖尿病以及吸烟、喝酒、肥胖和遗传因素等。

冠状动脉粥样硬化患者,可能发生心绞痛、心肌梗死、心律失常,甚至猝死;脑动脉粥样硬化患者,可能引起脑缺血、脑萎缩,或造成脑血管破裂出血;肾动脉粥样硬化常引起夜尿增多,顽固性高血压,严重的可能导致肾功能不全;下肢动脉粥样硬化引起血管腔径严重狭窄的患者可能出现间歇性跛行、足背动脉搏动消失,严重的甚至可能会发生坏疽。

# 第1节 动脉粥样硬化的基本概念

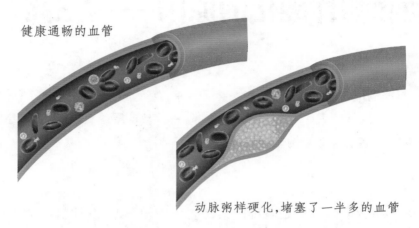

健康通畅的血管

动脉粥样硬化,堵塞了一半多的血管

图 1-1　健康血管与动脉粥样硬化血管对比

对于没有医学知识的人而言,可能会觉得心脑血管疾病很复杂,其实心脑血管疾病的基本病因就是动脉粥样硬化,它的表现简单点说就是动脉壁增厚变硬、血管腔狭窄了。

负责心肌供血的动脉系统叫作冠状动脉,冠状动脉粥样硬化引起的心脏病叫作冠心病,全称"冠状动脉粥样硬化性心脏病"。冠状动脉和脑部的动脉是最容易发生粥样硬化的动脉血管,因此心脏和大脑就成为动脉粥样硬化最大的受害者。

近年来,动脉粥样硬化的发病人数在我国逐渐增多,成为中老年人心脑血管疾病高发的主要原因之一,而青年人中发生动脉粥样硬化的比例也呈逐年上升趋势。

# 第 2 节
# 是什么每天在损害我们的血管？

心肌梗死、脑出血、脑梗死等，都是由动脉粥样硬化引起的心脑血管疾病，它们已经不再是老年人的"专利"，而越来越多地发生在中年人甚至青年人的身上。甚至有人说，"你的血管有多老，你就有多老"，因此我们从年轻的时候就要开始保护好我们的血管，就要戒掉那些有害血管的不良生活习惯。接下来让我们来了解一下，是什么每天在损害我们的血管？

### 1. 吸烟

大部分人知道吸烟伤肺。实际上，吸烟是重要的心脑血管疾病致病因素之一。吸烟通过多种途径加剧动脉粥样硬化、诱发急性心脑血管疾病。吸烟会使人体内氧化物质增加，加剧动脉粥样硬化。尼古丁等有害物质对交感神经系统的不良刺激，可直接导致血管收缩与舒张功能障碍，诱发急性心脑血管疾病。

### 2. 久坐不动

长期久坐，脂肪燃烧减少，胆固醇增加，可能会导致心脑血管疾病。长时间保持同一姿势坐立不动，下肢活动相对减少，导致人体血液的流速减慢，血液黏稠度增加。

每天进行有规律的有氧耐力运动（步行、慢跑、骑自行车、游泳等）不但能减少体内脂肪蓄积，还可以增强心肺功能，降低血压、血脂和血

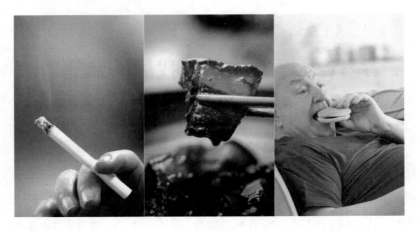

图 1-2 吸烟、高脂饮食、久坐不动等不良生活习惯危害血管健康

糖水平,提高胰岛素敏感性,改善糖脂代谢。

### 3. 紧张焦虑

经常处于精神紧张状态也被认为是心脑血管疾病特别是冠心病的致病因素。一般认为,紧张焦虑和抑郁等不良情绪会引起交感神经兴奋,血液中儿茶酚胺水平升高,导致心脏耗氧增加、心率加快、血压升高、外周血管收缩等生理反应。如果血液中儿茶酚胺水平经常处于高位,就可能损害心血管系统,诱发心脏病。

有研究表明,不良情绪会对身体产生一定的负面影响,比如说失眠、压力过大等。这些都很可能会造成血管损伤,使我们的血管老化。

### 4. 经常吃高糖、高脂、高盐食物

膳食结构不合理,谷物和蔬菜水果吃得少,高糖、高脂、高盐食物吃得多,且长期保持"高糖、高钠、低钾"的饮食习惯,无疑会增加患高血压的风险,也容易导致胆固醇附着于血管壁上,造成动脉粥样硬化,导

致血管不畅通。

**5. 长期熬夜**

熬夜会使机体过多地分泌肾上腺素和去甲肾上腺素,造成血管收缩、血液流动缓慢、血液变得黏稠,血液里的垃圾和毒素、氧自由基等明显增加。长期熬夜者的血压、心率调节会处于高负荷状态,血管收缩和免疫调节功能也会出现异常。熬夜者可能会出现一过性心脏缺血或脑缺血,同时冠状动脉粥样硬化以及斑块脱落的风险也大大增加。

# 第 3 节
# 血管也会"生锈、堵塞"
## ——警惕高脂血症

相对健康的血管应该有如下特征:血管管腔直径相对较大,管壁光滑、柔软,弹性好,通畅,输送血液的能力也强,能供给心脑充足的血氧,所以人也会感觉神清气爽,有精神。

不健康的血管却问题很多,就像自来水管一样,用的时间长了,管道内壁就要结垢、生锈,逐渐导致管道受阻而无法正常供水。血管也如同水管,血液中过多的胆固醇、甘油三酯等就像"水垢",它们在血管壁上越积越多,形成如同黄色小米粥样的斑块,就是我们常说的"动脉粥样硬化"。时间长了,血管壁弹力下降,血管管腔变狭窄,血液流动受阻,输送血氧的能力下降,最终因缺血缺氧而引发心脑血管疾病。

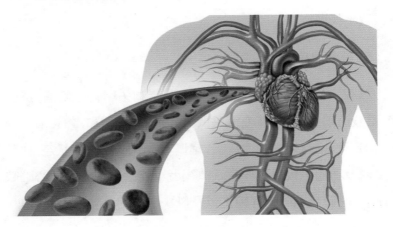

图 1-3　健康的血管管壁光滑,管腔通畅,能供给心脑充足的血氧

高脂血症的直接危害是加速全身动脉粥样硬化。血脂是人体中的一种重要物质,有许多非常重要的功能,但含量不能超过一定范围。高脂血症的间接危害就是诱发心脑血管疾病或周围血管疾病,甚至肾血管疾病、眼底血管病变等。

# 第 4 节　高血压会损伤血管

正常健康的血管是光滑而有弹性的,高血压会使血管壁受压增加,就像一根橡皮管被撑开一样,如果长期处于被撑开的紧绷状态,橡皮管就会丧失弹性,无法回弹。被高血压"撑开"的血管也是这样,原本有弹性的血管壁会变脆变硬,失去弹性,甚至受到损伤,一旦血管壁受到损伤,血液中的坏胆固醇——低密度脂蛋白胆固醇(LDL-C)、代谢产物等就会"乘虚而入",侵入动脉血管壁,它们越积越多,逐渐形成斑块,这就是动脉粥样硬化。动脉粥样硬化一旦形成,血管就无法像以前一样很好地缓冲压力,血压就会越来越高,甚至造成血管破裂出血,引发脑卒中等急性心脑血管疾病。

高血压最大的危害就是导致心脑血管疾病的发生,而心脑血管疾病发生的病理基础是动脉粥样硬化,而且在高脂血症的情况下,血压越高,动脉粥样硬化就会发生得越快越严重。

## 第 5 节
## 血管长期"浸泡"在高血糖中会变硬

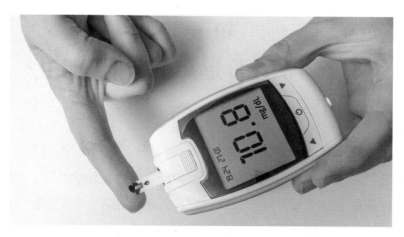

图 1-4  高血糖损害全身血管,严格控"糖"很重要

糖尿病以高血糖为主要特征,血液中长期持续性的高血糖会损害全身血管,对身体各个组织器官造成严重损害。

高血糖本身及其产生的有害物质不断地侵蚀和破坏血管内皮细胞、平滑肌细胞及血管壁的胶原蛋白,时间长了,血管壁必然受到损害,为低密度脂蛋白胆固醇侵入血管内皮下提供了条件。低密度脂蛋白胆固醇一旦侵入,就会变成附着在血管壁上的斑块,使动脉血管变硬,管腔变狭窄,导致动脉粥样硬化,诱发冠心病、心肌梗死、脑卒中等心脑血管疾病。

有专家呼吁,保护血管要从发现高血糖第一天起!糖尿病患者几乎都是血管病患者,防治糖尿病并发症的重中之重就是要保护好血管!大部分糖尿病患者会出现血管病变,比如冠心病、脑卒中、糖尿病肾病、糖尿病眼病等。因此,保护好血管就能减少多类并发症,提高生活质量。

# 第 6 节

# 6 个方法让你远离动脉粥样硬化

一旦查出有动脉粥样硬化的情况,就要马上进行治疗。目前,动脉粥样硬化的治疗主要以生活方式干预和药物治疗相结合为主。预防动脉粥样硬化至少有 6 个处方,即饮食处方、运动处方、工作生活处方、戒烟限酒处方、睡眠与心理处方和药物处方。做好这 6 点就能让你远离动脉粥样硬化。

## 1. 合理饮食

饮食总热量不应过高,防止体重超标,减少饱和脂肪酸和糖类的摄入,增加可溶性膳食纤维的摄入。已经确诊冠状动脉粥样硬化的患者,严禁暴饮暴食,以免诱发心绞痛或心肌梗死等,高血压患者要限制食盐摄入量。

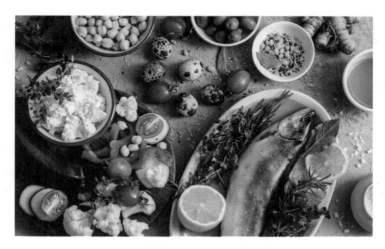

图 1-5　合理饮食是防治动脉粥样硬化的第一步

### 2. 坚持适量的体力活动

根据自身情况、活动习惯、心脏功能来设定活动方式和强度,循序渐进。

### 3. 合理安排工作及生活

生活要有规律,保持乐观、愉快的情绪,避免过度劳累和情绪激动,尽量不熬夜,睡好觉。

### 4. 保持二便通畅

有规律的排便是有效减少体内垃圾毒素、代谢产物的最重要的基础环节,而这些有害物质也是导致"三高"和动脉粥样硬化的重要因素。

9

### 5. 提倡不吸烟, 避免二手烟, 不过量饮酒

动脉粥样硬化的患者必须彻底戒烟。此外, 要适当控制饮酒, 不建议长期饮酒和过量饮酒, 最好戒酒。

### 6. 控制容易导致动脉粥样硬化的因素

预防高脂血症、高血压、高血糖和糖尿病, 确诊"三高"后要积极进行相关药物治疗。

# 第 2 章
# 积极降血脂,别让血管堵了

【病例】55 岁的王先生到医院检测血脂,总胆固醇(TC)高达 7.3mmol/L (正常范围:3.11—5.18mmol/L),动脉粥样硬化,颈动脉血管有小斑块。医生告诉他要重视高脂血症,虽然还没有明显症状,但如果不加以治疗,任高脂血症发展下去,血管会越来越堵。如果血管供血供氧能力差了,人容易出现头痛、头晕、心慌、胸闷、气短等症状。如果血管完全堵住或者斑块脱落,易引发脑卒中、冠心病等心脑血管疾病。

　　高脂血症是心脑血管疾病的"催化剂"。如果血脂过多,容易导致血液黏稠,血流变慢,导致血脂在血管壁上沉积,逐渐形成小斑块,发生动脉粥样硬化。这些"斑块"增多、增大,就会逐渐堵塞血管,严重时血流会中断。这种情况如果发生在心脏,就会引起冠心病,发生在大脑,就会引发脑卒中(俗称"中风")。高脂血症是引起冠心病、脑卒中、动脉粥样硬化等的直接原因。

# 第1节 高脂血症的基本概念

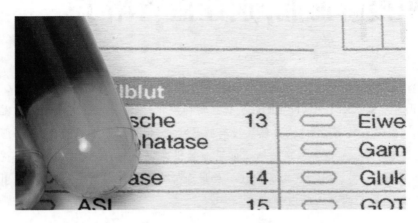

图 2-1　检测血脂是判断血脂是否异常的手段

在了解什么是高脂血症之前,我们首先要了解一下什么是血脂。

所谓血脂,是指血液中的脂类物质,包括甘油三酯和胆固醇。我们用肉眼就可以观察到血脂。抽取几毫升血液加入试管内,与抗凝剂混合后静置一段时间,可以观察到上层乳白色的像牛奶一样的物质,那就是血脂。

高脂血症是指血中胆固醇、低密度脂蛋白、三酰甘油过高和(或)高密度脂蛋白过低。严格地说,高脂血症应该称为血脂异常。

血脂异常可以分为多种类型,其中最重要的是胆固醇升高,重中之重是低密度脂蛋白胆固醇(LDL-C)升高。如果大家对血脂的各种术语分辨不清,那么记住总胆固醇和低密度脂蛋白胆固醇就算抓住了重点。

## 第2节 高脂血症的易患人群

由于高脂血症一般情况下毫无症状，所以它常常被患者忽略。没有症状，不代表高脂血症就不严重，它和高血糖一样，都属于基础病症。也许它本身并没有那么可怕，可是它的并发症却相当厉害，一个直接的结果就是心脑动脉粥样硬化，导致冠心病、脑卒中，所以说高脂血症是"无声的凶手"。下面，我们需要了解哪些人容易得高脂血症，以便及早防御。

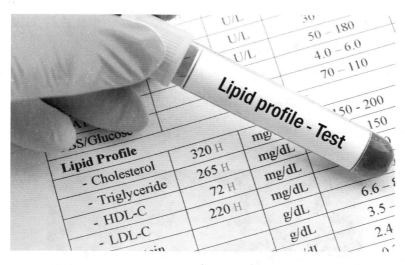

图2-2　年过40岁最好定期检测血脂

### 1. 有高脂血症家族史的人

这个是先天性因素，有高脂血症家族史的人，患高脂血症的概率比普通人要高。不过，即便有家族史，也并不意味着这个人就一定会患高脂血症,这还与他的后天生活习惯有关。

### 2. 久坐少动的人

运动是让血液流动起来的好方法。高脂血症患者血液黏稠,就像"粥"一样,必须对其不断"搅动",它才会流动不息。如果久坐不动,血液流动就会变慢,这种"搅动"也会减少,那么身体当中的胆固醇就会慢慢地沉积在血管壁上,形成斑块。随着斑块越来越大它们就会堵塞血管。

### 3. 晚餐吃得太多的人

晚餐吃得过多或过于油腻也是诱发高脂血症的重要因素。所以,晚餐不要吃得过多,且不能太油腻,建议以富含碳水化合物的食物为主,而蛋白质、脂肪类食物应尽量少吃。

有些上班族白天因为忙碌吃得少,就把晚餐当作正餐好好犒劳自己,而且有些人还喜欢吃烧烤、油炸食物,脂肪摄入太多,这些很不好的习惯也会导致血脂升高。

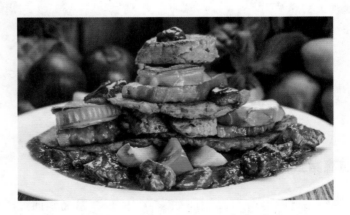

图 2-3    饮食过于油腻是高脂血症的重要诱发因素

### 4. 年龄超过 40 岁的人

年龄超过 40 岁以后，人体各个器官的功能开始衰退，人体的代谢功能也逐渐变差，这时候血管里的血脂就很容易堆积，诱发高脂血症，所以年过 40 岁最好定期检测血脂。

### 5. 长期爱喝酒的人

饮酒量增多，容易造成热量过剩而导致肥胖，从而导致高脂血症。

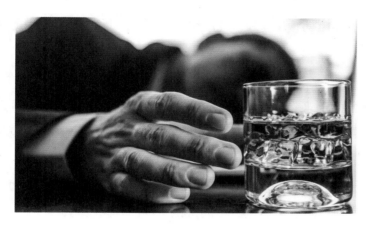

图 2-4　长期过量饮酒会导致高脂血症

### 6. 爱吸烟的人

吸烟是诱发冠心病、心肌梗死的重要危险因素，更是导致血脂代谢障碍的主要因素。

### 7. 患糖尿病、高血压的人

"三高"总是容易凑在一起，如果患者已经有了糖尿病和高血压，医生一般都会开一些调节血脂的药物。因为它们都会相互影响，患者一旦患上了糖尿病和高血压,离高脂血症可能也不远了。

上述这些人都是高脂血症的高危人群,这些人最好每年定期检查血脂,以便及早发现血脂异常,同时要改变生活上的一些坏习惯,比如抽烟、酗酒、熬夜、久坐不动、饮食油腻肥厚等。

# 第3节
# 高脂血症也是其他"三高"的主要原因

从表面上来看,高脂血症是一个独立的病症,其实,它是诱发或加重其他"三高"(高血糖、高血压、高黏血症)疾病以及心脑血管疾病和周围血管疾病的主要因素。对此,必须引起高度重视。

关于这些知识,我们在前文中已经或多或少地介绍过。为了让大家对高脂血症的危害有进一步的认识,在此有必要再集中讲解一下:

## 1. 高脂血症与高血糖

有研究表明:在新陈代谢功能失调的情况下,体内多余的脂肪除了转移到血液和肝脏之外,还有一个途径,就是可以转变为糖。这些转变后的糖陆续进入血液内,使本身处于高血糖状态的人"雪上加霜"。

而高血糖本身及其产生的有害物质不断地侵蚀和破坏血管,同时又为血脂中的坏胆固醇——低密度脂蛋白胆固醇沉积到血管内皮下提供了条件。这些低密度脂蛋白胆固醇一旦侵入,就会变成附着在血管壁上的斑块,使动脉血管逐步硬化。

所以,有专家呼吁,保护血管,从发现高血糖第一天做起,而稳定血糖,要从降低血脂开始!

### 2. 高脂血症与高血压

大量科学研究表明:高脂血症是引起动脉粥样硬化和高血压的基础环节,而被高血压"撑开"的血管会使原本有弹性的血管壁变脆变硬,失去弹性,甚至受到损伤。此时,血脂中的"坏胆固醇"——低密度脂蛋白胆固醇就会"乘虚而入",进入动脉血管壁,逐渐形成斑块,这就是动脉粥样硬化。

动脉粥样硬化一旦形成,血管就无法像以前一样很好地缓冲压力,血压就会越来越高,甚至造成血管破裂出血,引发脑卒中等急性心脑血管疾病。

### 3. 高脂血症与高黏血症

虽然高脂血症与高黏血症不是一个概念,但是两者之间的联系很密切。高脂血症的患者血液黏稠度一般都高,而高黏血症的患者不一定有高脂血症。总之,高脂血症的出现通常伴随着高黏血症的发生。

当血脂过高时,它会沉积在血管壁上,使动脉出现斑块,导致动脉发生粥样硬化。血管硬化,管腔狭窄,血液流动减慢,血小板聚集,使血液黏稠度增加,为血栓形成埋下了"定时炸弹"。

### 4. 高脂血症与血管疾病

高脂血症不但会诱发高血糖、高血压和高黏血症,更重要的是,它直接损害血管,加速全身动脉粥样硬化形成。而动脉粥样硬化的最大危害就是诱发各种血管疾病,比如:心血管疾病(常见的是冠心病、心肌梗死等)、脑血管疾病(常见的是脑梗死、脑出血等)、周围血管疾病(主要临床表现为肢体肿胀、疼痛、间歇性跛行),甚至是肾血管疾病、眼底血管疾病等。

总之,高脂血症、高血糖、高血压、动脉粥样硬化相互作用,形成恶性循环,最后导致各种血管疾病的发生与发展,而高脂血症则是这些病症的最基本的"元凶"。

所以,记住一句关键的忠告:要想遏制高血压、高血糖、高黏血症和心脑血管疾病等,必须从遏制高脂血症开始!

## 第 4 节 高脂血症的征兆

一般地,通过医学手段可以检测血脂是否异常,但是在日常生活中,有没有什么征兆预示着血脂已经超标了呢?

一般情况下,头晕、头疼、失眠、胸闷气短、记忆力下降、注意力不集中、健忘或体形肥胖、犯困、四肢沉重或肢体麻木等,都可能是高脂血症的前兆。如果大家出现以上问题,请及时查血脂。我们已经知道了高脂血症会导致动脉粥样硬化,那我们能亲眼看到吗?

在我们的身上有一个"窗口",可以通过超声技术直接观察动脉粥样硬化,那就是颈动脉。颈动脉的分叉处(分为颈内动脉和颈外动脉)很容易发生粥样硬化。

这项检查是无创伤的,一点也不难受,且能直观地测量颈动脉内膜厚度、粥样斑块的尺寸。如果发现自己的颈动脉有粥样硬化,则应高度重视,因为这意味着你的冠状动脉和脑动脉极有可能已经发生了粥

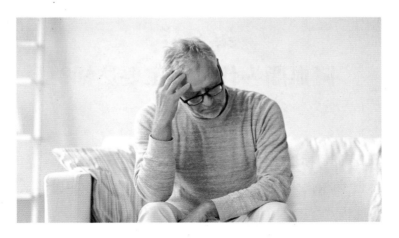

图 2-5　高脂血症的主要征兆：头晕、头痛

样硬化。如前所述,预防动脉粥样硬化是预防冠心病和脑卒中的第一要务。

## 第 5 节　看血脂检验报告,重点盯住"它"

拿到血脂检测报告单,您看得懂吗？千万别被一堆数字和小箭头吓到不想看,其实您只需重点盯住低密度脂蛋白胆固醇,也就是老百姓常说的"坏胆固醇"。

治疗高脂血症的首要目标是降低低密度脂蛋白胆固醇水平,因为不管是实验室研究,还是大规模临床试验结果,都证明低密度脂蛋白胆固醇是动脉粥样硬化产生和发展的主要因素,这也是低密度脂蛋白胆固醇被称为"坏胆固醇"的原因。

## 第 6 节
## 降血脂为什么一定要达标？

降血脂的目标是什么呢？就是达标。

"尽管没达标，但我的总胆固醇和低密度脂蛋白水平已经比治疗前降低了，这样就行了吧。"您是不是也这样想过呢？

这里有一个认识问题，就是对血脂达标的重要性认识不足。

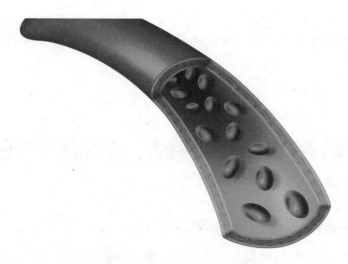

图 2-6　血脂达标血管才能更通畅

为什么一定要达标呢？因为只有血脂达标，才能减缓动脉粥样硬化的进展，保持血管的通畅和弹性，显著降低心肌梗死、脑卒中等急性心脑血管事件的发生率，因此血脂必须达标。

以下是降血脂治疗的目标值：血脂高，但是没有危险因素的人，总

胆固醇控制在 ≤ 5.7mmol/L ; 高脂血症, 同时伴有危险因素 (这些危险因素包括:血压情况、体重指数、血糖情况、吸烟情况等) 的人, 总胆固醇控制在 ≤ 5.2 mmol/L; 冠心病伴有高脂血症的人, 总胆固醇应当 ≤ 4.7 mmoL/L。

# 第 7 节　7 种食疗方法帮你降血脂

现在人们的生活水平提高了,很多人不注意饮食健康,大量地吃高脂肪、高糖类的食物,结果导致血液中的脂质含量高,其实生活中有很多食疗方法有助于降血脂。

### 1. 山楂香橙汁

配料:香橙 2 个,山楂肉 30 g,荸荠粉 10 g。

做法:把山楂肉放在锅里加入两碗水煎煮,然后用纱布过滤渣后取汁,香橙切成块放在榨汁机里面榨成汁,两汁调拌均匀,用荸荠粉勾芡,

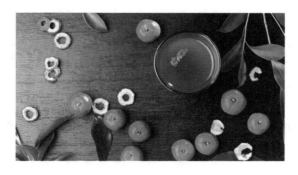

图 2-7　山楂香橙汁

做成糊食用。每天吃两次。

**2. 莲藕点心**

配料:莲藕 4 节,绿豆 200 g,胡萝卜 120 g。

做法:把胡萝卜洗干净捣成泥状,将胡萝卜泥和绿豆调拌均匀,填入莲藕孔里煮熟即可食用。

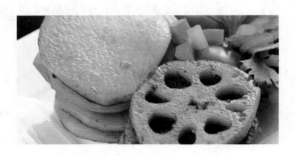

图 2-8　莲藕点心

**3. 香菇红枣彩豆汤**

配料:香菇 50 g,红枣 20 g,黄豆、赤豆、黑豆、白芸豆各 10 g。

做法:把以上几种豆子放在水里煮半小时,再把红枣和香菇放入煮熟即可,每天服用 1 次。

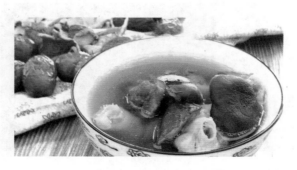

图 2-9　香菇红枣彩豆汤

### 4. 决明子菊花粥

配料:菊花 30 g,决明子 10 g,粳米 100 g。

做法:把决明子稍微炒一下放在水里煮,过滤渣后取汁,然后和粳米一起煮成粥,等粥好了之后加入菊花再煮 10 分钟即可,每天服用一次。

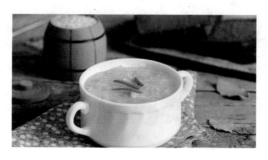

图 2-10　决明子菊花粥

### 5. 苦瓜绞股蓝绿茶

配料:苦瓜 200 g,绞股蓝 8 g,绿茶 3 g。

做法:把苦瓜洗干净并去除皮和瓤,把绞股蓝、绿茶装入苦瓜之后,放在通风的地方阴干。使用的时候把绞股蓝、茶叶和苦瓜一起切碎,每次食用 10g,用开水冲泡 30 分钟即可。

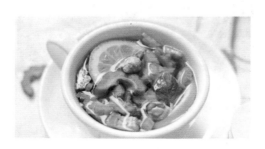

图 2-11　苦瓜绞股蓝绿茶

### 6. 花生壳水

配料:干花生壳 50—100g。

做法:将花生壳洗净后入水煎服,每天 1 次,适用于患高脂血症、脾虚的人。

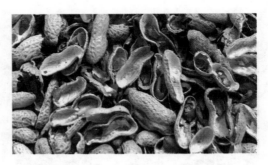

图 2-12　花生壳

### 7. 炖海参

配料:水发海参 50 g。

做法:将海参炖至熟烂后即可,早饭前空腹食用。

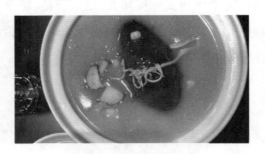

图 2-13　炖海参

# 第8节  降血脂的中药有哪些?

高脂血症对身体的损害是隐匿、渐进、长期和全身性的,多数人需要长期用药治疗。长期服用调血脂西药,又会因为药物的副作用而使身体受损害。某些中草药对降血脂有明显的作用,但需注意的是,服用前应先咨询专业医师并在其指导下使用。

## 1. 三七

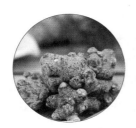

图 2-14  三七

《中华人民共和国药典》(以下简称《中国药典》,2015 电子版, 第 1 部, 第 12 页) 记载, 三七的功能有:散瘀止血、消肿定痛 , 一般以三七粉入药。三七的主要有效成分为三七总皂苷。三七能够降血脂,在心血管系统疾病方面能起到保护作用。

需要注意的是,孕妇慎用三七。

## 2. 银杏叶

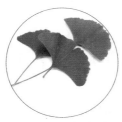

图 2-15  银杏叶

《中国药典》(2015 电子版, 第 1 部, 第 317 页) 记载, 银杏叶能活血化瘀、通络止痛、化浊降脂;用于瘀血阻络, 胸痹心痛, 中风偏瘫。高脂血症患者也能用。一般以银杏叶的干燥叶或者银杏叶提取物入药。

需要注意的是,有实邪者忌用。

### 3. 黄芪

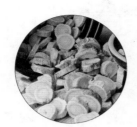

图 2-16 黄芪

《中国药典》(2015 电子版,第 1 部,第 303 页)记载,黄芪能够补气升阳、行滞通弊等,用于半身不遂、痹痛麻木等。黄芪的主要有效成分黄芪多糖具有降血脂的作用。

炮制方法是除去杂质,大小分开,洗净,润透,切厚片,干燥。一般以黄芪饮片或者黄芪提取物入药。

### 4. 葛根

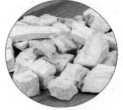

图 2-17 葛根

《中国药典》(2015 电子版,第 1 部,第 333 页)记载,葛根有通经活络及治疗眩晕头痛、中风偏瘫、胸痹心痛等作用。葛根的主要成分葛根素可改善冠心病患者的血脂异常。

炮制方法是除去杂质,洗净,润透,切厚片,晒干,一般以葛根饮片或者葛根粉入药。

### 5. 丹参

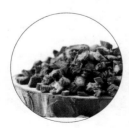

图 2-18 丹参

《中国药典》(2015 电子版,第 1 部,第 77 页)记载,丹参能活血祛瘀、通经止痛,用于胸痹心痛。丹参有效成分丹参酮ⅡA具有降血脂、抗动脉粥样硬化的作用。

炮制方法是除去杂质和残茎,洗净,润透,切厚片,干燥。一般以丹参饮片或者丹参提取物入药。

需要注意的是,丹参不宜与藜芦同用。

## 6. 余甘子

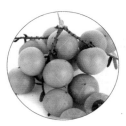

图 2-19 余甘子

《中国药典》（2015 电子版，第 1 部，第 179 页）记载，余甘子是藏族群众习惯用的药材，可用于血热、血瘀。

余甘子含有大量的维生素 C 以及超氧化物岐化酶 SOD、单宁、没食子酸、槲皮素、齐墩果酸等活性成分，具有一定的清除氧自由基、降脂、保护血管内皮、抑制动脉粥样斑块等功效。

炮制方法：余甘子颗粒成熟时采收，除去杂质干燥，一般以余甘子的干燥成熟果实或者余甘子提取物入药。

# 第 3 章

# 高血压不可怕,积极防治很重要

【病例】54 岁的何先生,2 年前被诊断为原发性高血压(就是找不到确切病因的高血压类型)。血压的控制一直不理想,最近一次测量的血压值为 165/105 mmHg(理想的血压值应该是 120/80 mmHg)。

虽然血压这么高,但是何先生也没有感觉非常不舒服,当头痛、心悸等症状出现时,他会服用降压药,症状一旦缓解,他又熬夜加班地工作,也没有运动锻炼的习惯,喜欢抽烟,偶尔还喝点酒。何先生的病例属于典型的对高血压的危害认识不足。

高血压不可怕,可怕的是动脉粥样硬化和由它引起的冠心病、高血压性心脏病、脑卒中。所以,如果患者有动脉粥样硬化和高血压,一定要积极防治,要记住:治疗动脉粥样硬化和降血压的目标是保护心、脑、肾等身体重要的器官不受损害,是保障我们的生命质量不受影响。本章将介绍高血压及其防治的相关知识。

# 第 1 节　高血压的基本概念

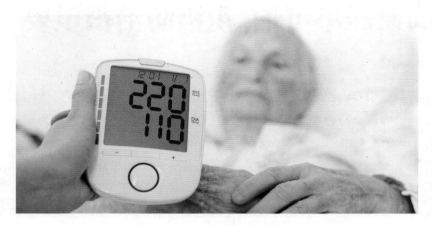

图 3-1　高血压易引发脑卒中

　　我们先来了解一下什么是血压。血压是指人体血液在血管内流动的时候,作用于单位面积血管壁而引起的侧压力。心脏收缩输出血液时血管能承受最大的压力被称为收缩压,俗称"高压";当人的心脏舒张时,动脉血管弹性回缩时,产生的压力被称为舒张压,又叫"低压"。

　　通俗地说,高血压就是人体收缩压和舒张压升高所带来的一系列改变,它不仅指血压的升高,还指因为血压升高引发的人们心、脑、肾等重要器官的疾病。高血压是最常见的慢性病,也是诱发心脑血管疾病的主要原因。

　　近年来,随着人们对心、脑、肾保护的认识不断深入,高血压的诊断标准也在不断调整,有了高血压分级的概念。什么是高血压分级呢? 一般情况下,理想的血压值为 120/80 mmHg,正常血压值为 130/85mmHg

以下, 130—139/85—89 mmHg 为临界高血压值, 即正常高限 ;140—159/90—99 mmHg 为高血压Ⅰ期, 此时人体一般无任何器质性病变, 只是单纯高血压; 160—179/100—109 mmHg 为高血压Ⅱ期, 此时人体有左心室肥厚、心脑肾损害等器质性病变, 但功能还在代偿状态; 180/110 mmHg 以上为高血压Ⅲ期, 此时易发脑出血、心力衰竭、肾功能衰竭等病变, 已进入失代偿期, 极易诱发致死致残率极高的急性心脑血管疾病。

## 第 2 节　导致高血压的 6 个主要因素

导致高血压的病因有很多,可分为遗传、环境等多个因素。一般认为,遗传因素约占 40%,环境因素约占 60%。一般地,如果占以下因素 3 个以上,就要随时关注自己的血压状况。

### 1. 遗传因素

原发性高血压是一种多基因遗传性疾病。流行病学调查发现,高血压患者的子女患高血压的概率高达 45%,相反地,双亲血压都正常,子女患高血压的概率仅为 3%。

### 2. 高钠、低钾膳食

高钠、低钾膳食是我国大多数高血压患者发病的主要原因之一。我国大部分地区每人每天盐摄入量达 12—15 g,远远高于世界卫生组织提倡的每天盐摄入量不超过 5 g (据《21 世纪经济报道》) 的标准。

### 3. 超重和肥胖

中国高血压防治指南指出:中国成人正常体重指数(BMI)为19—24,体重指数 24 为超重,28 为肥胖。人群体重指数的差别对人群的血压水平和高血压患病率有显著影响。体重越重,患高血压的危险性也就越大。一个中度肥胖的人,发生高血压的机会是身体体重正常者的 5 倍多,是轻度肥胖者的 2 倍多。

### 4. 吸烟饮酒

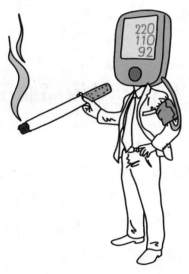

吸烟或过量饮酒也是诱发高血压的危险因素,高血压患病率随吸烟饮酒量增加而升高。持续过度吸烟喝酒的人比不吸烟喝酒的人高血压发病风险增加 40%。

### 5. 精神紧张或劳累

长期过度精神紧张或劳累也是诱发高血压的危险因素,

图 3-2　吸烟也是诱发高血压的危险因素

长期从事高度精神紧张或劳累工作的人群高血压患病率显著增加。

### 6. 其他危险因素

诱发高血压的其他危险因素包括便秘、失眠、缺乏体力活动等。

# 第 3 节　高血糖也是高血压的祸根

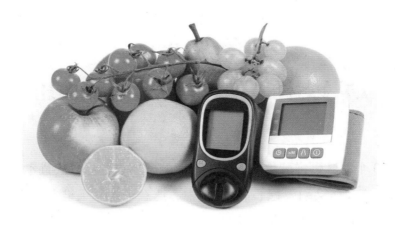

图 3-3　高血糖和高血压总爱"形影不离"

如果您有高血压,最好也查查是不是有高血糖,因为高血糖也是引起高血压的原因之一,其实"三高"都属于代谢性疾病,它们之间是相互影响的。那么高血糖是如何引起高血压的呢?

当人体血糖浓度过高时,会导致糖代谢紊乱。糖代谢紊乱加速了肾动脉与全身小动脉粥样硬化进程,导致外周阻力(主要是指小动脉和微动脉对血流的阻力)增大,血压升高;高血糖还会加重肾脏负担,体内出现"保钠排钾"的异常现象,导致水钠潴留,随后引发血压升高。对于高血压患者来说,日常生活中也要注意少吃含糖量高的食品。除了控制精制糖的摄入,还要注意"隐形糖"的摄入,比如餐桌上的糖醋排骨、糖醋里脊,水果当中的甜梨、葡萄等,零食当中的饼干、坚果、蜜饯等的含糖量都很高。

在购买食品的时候,也要看看产品配料说明是否含有白砂糖、果葡糖浆、麦芽糊精、玉米糖浆等成分,如果这些成分含量较高,那么这类食品则不适宜高血压人群食用。

# 第4节
# 动脉粥样硬化患者常伴有高血压

10个动脉粥样硬化的患者中,大约9个人有高血压,而动脉粥样硬化和高血压会引发冠心病、脑卒中。这意味着如果谁有高血压,谁就有可能会发生冠心病、脑卒中。

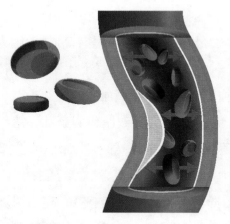

图 3-4　动脉粥样硬化与高血压关系密切

动脉粥样硬化与高血压有密切的关系,它们往往相伴而生,互相影响。

动脉粥样硬化可以促进高血压的发生与发展。据临床统计,大约93% 的动脉粥样硬化患者会并发高血压,而且有动脉粥样硬化的高血压患者,并发冠心病或高血压性心脏病的概率远远大于正常人和血压正常者。

动脉粥样硬化的出现会加速高血压的进程,高血压也会促进动脉粥样硬化的形成,甚至造成"动脉粥样硬化 —高血压—动脉粥样硬化"的恶性循环。

动脉粥样硬化造成高血压的原因特别多,比如:单纯动脉粥样硬化,特别是主动脉粥样硬化后,因血管壁弹性降低,阻力加大,人体只有增加心脏的收缩力才能推动血液循环,于是收缩压和舒张压也随之升高了。

高血压不可怕,可怕的是动脉粥样硬化和由它引起的冠心病、高血压性心脏病、脑卒中等疾病,所以如果患者已经患上动脉粥样硬化和高血压,一定要积极防治。

## 第 5 节
## 高血压患者要警惕这些症状

可以说,血压的波动牵动着每一个高血压患者的心。对于高血压患者来说,血压稳定是非常重要的,如果是小的波动,那么可以通过药物、生活习惯和饮食方式进行调节。

如果血压突然大幅度地变化,尤其是血压突然升高到三级高血压,如收缩压≥ 180 mmHg, 舒张压≥ 120 mmHg, 很容易出现"高血压危象", 而"高血压危象"的致死率较高。如果出现这种情况应及时就医, 以免出现脑卒中、心肌梗死等危险情况。

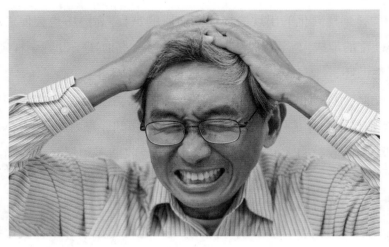

图 3-5　警惕高血压危象

除了上述的血压出现高值造成高血压危象应该立刻就医外, 如果出现以下这些症状, 也应该及时就医:

(1) 剧烈头痛, 尤其在清晨, 还伴有恶心、呕吐;

(2) 弥漫性头痛, 同样主要在清晨, 并且头痛几小时后, 会出现兴奋、烦躁不安、精神萎靡、嗜睡等症状, 甚至可能突然出现昏迷、意识丧失的状况;

(3) 一过性偏瘫, 半身感觉障碍, 甚至是失语;

(4) 喷射性呕吐;

(5) 视力出现障碍, 多为一过性黑矇, 严重的还会出现暂时性失明。

上述这些都是高血压患者出现高血压危象或高血压脑病时所产生

的症状。如果家中有高血压患者，尤其是长期高血压的患者出现了上述症状，千万不要让他们在家休息，应马上送医，或直接拨打 120 求救，因为这样的突发性疾病很容易危及生命。

为了预防高血压导致突发状况，高血压患者平时要注意以下几点：

### 1. 血压监测

每天的血压监测很重要，尤其是近期血压波动较大的患者最好每天监测。

### 2. 按时吃药

有人认为观察了一段时间，发现血压正常了，就突然停药，而突然停药会造成血压反复，并且出现较大波动，引发危险。如果没有医生的建议，一定不要随意停药。

### 3. 不要乱用偏方

治疗高血压的偏方有很多，比如醋泡黑豆、醋泡木耳、用玉米须煮水等等。还有很多食物也具有降压的功能，比如植物活性成分高以及很多钾含量高的食物，但这些偏方只能起到辅助作用，一般不能起到决定性作用，它们不能代替药物，所以一定不能停药。

### 4. 足量饮水

足量饮水对高血压患者很重要，因为缺水会使血液黏稠，在血压升高时，易发生危险，如血管堵塞或破裂等，从而导致脑梗死或者脑出血。

### 5. 预防便秘

高血压患者因便秘用力排便而导致血管破裂也是心肌梗死、脑梗死的高发因素, 所以, 平时一定要注意预防便秘。

### 6. 改善睡眠

有研究表明, 良好的睡眠也是稳定血压的基础保障之一。很多失眠的患者, 神经系统处于亢奋状态, 往往会引起血压的升高。因此, 改善睡眠对高血压患者很有必要。

## 第 6 节  防治高血压重在及早干预

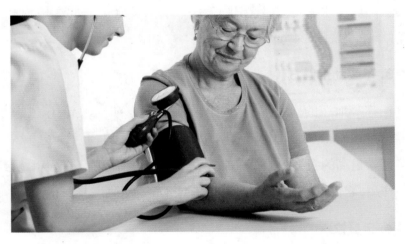

图 3-6    高血压伤害心、脑、肾、眼睛, 要及早预防坚持治疗

对于"三高", 我们一直强调的是早防早治, 一定不要等到出现症状再去治疗。因为越早干预, 对血管和身体器官的损害越小。降血脂、降血压的目的不是单纯的"降", 而是保护我们的血管和器官。

高血压对身体的危害, 说到底是对心脏和血管的危害, 对血管的危害又主要表现在对脑血管、肾血管、心脏冠状动脉、视网膜血管、主动脉和外周动脉的危害。所以，医学上把心、脑、肾、视网膜、主动脉及外周动脉等称为高血压的"靶器官"。也就是说，高血压好比一杆枪，专门打击自己的身体，而心、脑、肾等器官最容易受到它的打击，是主要的"靶子"。

那么高血压对心、脑、肾、眼睛的具体危害主要有哪些呢？

### 1. 高血压对心脏的危害

由于动脉血压升高，使心脏的每一次搏动更加"费劲"。时间久了，心脏就发生左心室肥厚。如果高血压长期得不到有效控制，左心室肥厚越来越严重，最终就会导致心力衰竭。

### 2. 高血压对脑血管的危害

高血压是脑卒中的主要致病因素。高血压导致脑动脉粥样硬化，动脉内血栓形成，引发脑梗死。

### 3. 高血压对肾脏的危害

高血压肾病发展到终末期就变成了尿毒症，不得不靠血液透析维持生命。

### 4. 高血压对视网膜的危害

较轻的危害有眼睛视物模糊，严重的可造成视网膜血管爆裂，导致眼底出血。

总之，高血压对身体的危害是极为严重的，必须要及早预防，坚持治疗，这是防止出现心脑血管意外的重要一环。

# 第 7 节 适合高血压患者的高钾食物

我们知道,高血压患者宜多吃低钠高钾食物。首先,患者应在日常生活中控制盐的摄入量,其次,可多食用一些含钾高的食品。

每天摄入足够的钾有助于防治高血压,从而降低心脑血管疾病的发生率,但钾的摄入也不是越多越好,需要补充多少钾应在医生指导下进行,不可盲目乱吃,以免引发胃肠道方面疾病。如果有必要服用药物,须在医生指导下合理服用。

## 1. 紫菜

每百克紫菜含钾量约为 1640 毫克。多数人都是可以吃紫菜的,尤其是患有甲状腺肿大疾病、高血压的患者,如果能够在日常的生活中适当地吃一些紫菜,不仅可以帮助他们提供身体所需要的微量元素,同时还可以增强抗病能力。

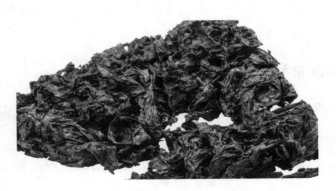

图 3-7　紫菜

### 2. 海带

海带除了含有丰富的碘和钙元素外,也含有丰富的钾元素等微量元素。海带不仅能预防甲状腺疾病,同时也利于降血压等,有防治缺碘性甲状腺肿的作用。海带氨酸有降血压的作用,而且藻胶酸和海带氨酸有降血清胆固醇的作用。海带多糖还能防治高血糖。

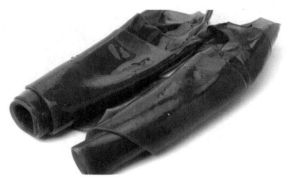

图 3-8　海带

### 3. 菠菜

菠菜中钾元素的含量不及香蕉,但在绿色蔬菜中其钾元素的含量是较高的。菠菜中的钾元素有助于抗衰老、降血压。

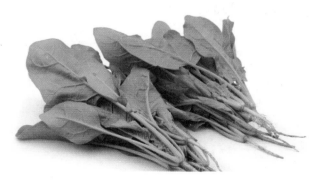

图 3-9　菠菜

### 4. 香蕉

香蕉是所有含有钾元素食物中含量最高的, 每 100 克香蕉中所含有的钾元素约为 330 毫克。

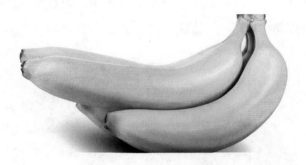

图 3-10 香蕉

### 5. 番茄

番茄又称西红柿, 番茄不单单含有丰富的硒元素, 同时也含有一定量的钾元素, 有助于防治心脑血管疾病。

除了以上几种食物, 油菜、干蘑菇、香菇以及豆制品钾含量也较高。但是如果肾功能受损, 肌酐高, 则不适合吃钾含量高的食物, 也最好不要吃蛋白质含量高的食物及太油腻的食物。

# 第**4**章
# 糖尿病不是绝症，关键是防止并发症

【病例】57岁的吴女士患糖尿病已经十几年了，空腹时血糖值为9mmol/L，同时还患有高血压、高脂血症、心脏病，2年前脑出血了一次，这两年又出现了视物模糊、皮肤瘙痒等症状。吴女士之所以有这么多并发症，就像她自己说的，就是因为没控制好"三高"，日常也不注意饮食调理，也没有保持适度运动，不良生活习惯加上没有及时接受正规治疗，才导致并发症越来越严重。

糖尿病是慢性病，很难治愈，但是糖尿病患者一样可以长寿！很多糖尿病人死亡主要是因为并发症，对糖尿病患者来说，血糖高并不可怕，可怕的是它的并发症。糖尿病患者中出现血脂高、血压高、心脏病、脑卒中的情况很常见，大部分糖尿病患者的死亡原因也是心脑血管并发症。

如果控制好血糖，再控制体重、高脂血症、高血压，防治动脉粥样硬化，适度锻炼，可以最大程度地防止并发症的发生，糖尿病患者也能正常生活，长期带病生存也不是问题。

# 第1节 糖尿病的基本概念

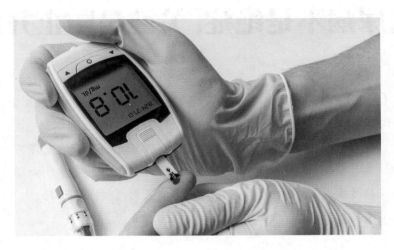

图 4-1 糖尿病是一组以高血糖为特征的代谢性疾病

　　说起糖尿病,很多人的第一反应就是"血糖高了",是的,糖尿病就是一组以高血糖为特征的代谢性疾病,临床症状以多饮、多尿、多食、消瘦等"三高一低"为主,常伴有疲乏无力等症状。近年来"三高一低"症状不典型的糖尿病病例也不少见。

　　如果血糖长期控制不好,会导致各种器官组织,特别是眼、肾、心脏、血管、神经的慢性受损,出现一些功能障碍,比如视物模糊、冠心病、尿毒症、皮肤瘙痒等,也就是常说的糖尿病并发症。

　　糖尿病患者中 90% 以上是 II 型糖尿病,按它的发展过程分为糖尿病前期、糖尿病期、慢性并发症期。我们说糖尿病不可怕,可怕的是发展到慢性并发症期,长期的高血糖导致的全身血管、神经病变是糖尿病致死致残的主要原因。

# 第 2 节　糖尿病的主要病因

糖尿病有 4 种类型，其中 II 型糖尿病患者占总患病人数的 90%以上，所以本节讨论的糖尿病病因，也只涉及 II 型糖尿病。II 型糖尿病的发病原因都有哪些呢？

**1. 遗传因素**

流行病学研究表明，II 型糖尿病有明显的遗传倾向。如果某人的直系亲属中有患病者，那么此人的患病率会明显地增加。但是 II 型糖尿病的发生还是遗传和环境因素共同作用的结果。

**2. 环境因素**

生活方式的改变，包括热量摄入过多和体力活动减少，是诱发 II 型糖尿病的主要环境因素。

**3. 肥胖**

肥胖者尤其是腹型肥胖者患 II 型糖尿病的概率更高。

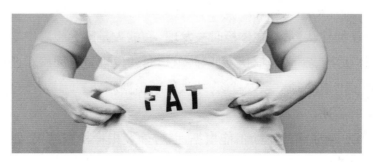

图 4-2　腹型肥胖者患 II 型糖尿病的概率更高

### 4. 吸烟

吸烟也是诱发糖尿病的重要因素。有研究发现,长期吸烟的人和不吸烟的人相比,在其他因素都一样的情况下,前者患糖尿病的概率较后者增加近 30%。

### 5. 骨病影响

提到骨病会诱发糖尿病,很多人觉得不可思议。其实,美国等国家医学研究的结果已经证实了这一点。经过对近万名糖尿病患者的前瞻性调查,发现 60% 以上的患者在患糖尿病的前 7—15 年都患上肩周炎或骨质疏松症等骨病,而糖尿病患者合并骨质疏松症的病例也越来越多,也说明了骨病与糖尿病有着千丝万缕的关系。

另外,运动不足、年龄增加、精神压力大、便秘、失眠等因素,都有可能导致糖尿病,而且糖尿病跟高血压、高脂血症都有关系。

## 第 3 节　诊断糖尿病的必要检查

Ⅱ型糖尿病多见于成年人,多数患者肥胖或者超重,发病缓慢,可能没有任何症状,常常在体检时被发现。有的人是因为出现口渴、多饮、多尿、体重突然下降等症状,到医院就诊时才发现是糖尿病。还有的患者出现了严重的并发症去就医,才被诊断出糖尿病,此时往往已经到了糖尿病的后期。

所以,糖尿病的诊断不能根据症状,而要根据检查结果,如果有了症状才去看病,有可能是"亡羊补牢"。

　　判断血糖水平是否正常,不但要检测空腹血糖水平,还要检测餐后两小时血糖水平。两者中只要有一项超标,就应该被诊断为糖尿病。

　　另外,除了血糖检查,糖尿病患者还需要做的检查有:高脂血症检查、高血压检查,体重指数检查(是不是肥胖),肾功能检查,肝功能检查,眼底检查等。这些检查对防治糖尿病并发症意义重大。

　　为了观察糖尿病患者近 1—2 月的血糖实际水平,必要时还要做糖化血红蛋白的测定。

# 第 4 节　糖尿病并发症是全身性疾病

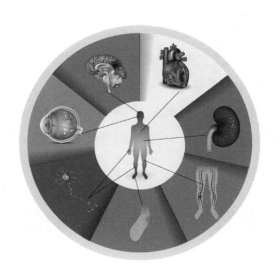

图 4-3　糖尿病并发症是全身性疾病

糖尿病出现并发症意味着病症已经到了糖尿病后期,也就是慢性并发症期。糖尿病患者都知道,糖尿病不可怕,可怕的是全身性的并发症。长期持续的高血糖通过损害全身血管,对全身各个组织器官都造成严重危害。

慢性、持续的高血糖在体内发生一系列生物化学反应,产生多种有害物质,破坏细胞的正常结构,干扰细胞的生理功能,这种干扰和破坏的最大受害者就是心血管系统,无论是心脏、大血管,还是小血管、微血管都会受损。

由于全身的血管长期"浸泡"在高血糖中,高血糖本身及其产生的有害物质不断地侵蚀和破坏血管内皮细胞、平滑肌细胞,时间长了,血管必然发生病变。

大血管受到损害,为低密度脂蛋白胆固醇侵入内皮下提供了条件,促使动脉粥样硬化,诱发冠心病、心肌梗死、脑卒中、肾动脉狭窄、肢体缺血坏死(常见的是糖尿病足、糖尿病腿)等。

小血管和微血管受到损害,会引起糖尿病性肾病、视网膜病变、心肌病变、周围神经病变等等。

因此,在糖尿病早期,只有坚持正规治疗,合理饮食,才能避免或延缓糖尿病并发症的发生,才能长期带病生存。

# 第5节　蜂胶如何防治糖尿病及并发症?

如前所述,糖尿病不可怕,可怕的是并发症,在糖尿病并发症的防治上,不得不提到蜂胶。蜂胶对糖尿病患者的治疗和保护作用是多方面的,最主要的是有较好的降血糖效果和抑制糖尿病并发症的作用。

《中国药典》(2015 电子版,第 1 部,第 359 页)记载,蜂胶"补虚弱,化浊脂,止消渴","用于体虚早衰,高脂血症"。

中国蜂产品协会蜂胶专业委员会推荐图书《蜂胶百问》(吕泽田、徐景耀编著,2006 版,中国医药科技出版社,第 43—44 页)也提及蜂胶对糖尿病起作用的原理。

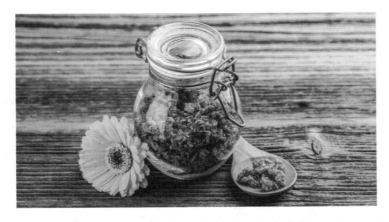

图 4-4　蜂胶是大自然对人类的恩赐

(1) 蜂胶中的黄酮类、萜烯类化合物能促进外源性葡萄糖合成肝糖原,并对胰岛细胞起保护作用;其所含梓醇、蝶芪等物质具有明显的降低血糖的作用;蜂胶中的铬、钙、锌、镁、钾等微量元素有激活胰岛素、改善糖耐量、参与胰腺细胞功能调节等功效。此外,蜂胶对伴随糖尿病的高脂血症、脑血栓等心脑血管并发症有重要的治疗作用。

(2) 蜂胶的抗病毒作用已经得到世界各国学者的广泛认同。蜂胶中含有的胰蛋白酶等多种活性酶对恢复胰脏功能的作用是积极的,此外,蜂胶与蜂王浆合用效果更好。

(3) 蜂胶能强化免疫系统,增强免疫细胞活力,调节机体的特异性和非特异性免疫功能。

（4）蜂胶具有抗氧化作用。人体内的氧化过程会不断产生自由基。大量研究表明,糖尿病患者体内自由基升高与血糖升高有关。蜂胶是公认的天然抗氧化剂。蜂胶中的水飞蓟素能清除过剩的自由基,稳定生物膜,对胰岛起保护性作用,阻止血糖持续升高。

（5）蜂胶可以清理血液。糖尿病患者常伴有高脂血症、高胆固醇,而蜂胶对高脂血症、高胆固醇有明显的调节作用,有助于糖尿病的控制。

# 第6节　糖尿病患者的饮食原则

糖尿病患者的饮食原则是定时进食、定量进食、结构合理,既要控制摄入的总热量,又要保障基本营养素;饮食误区是"主食吃的越少越好""多吃蛋奶肉,少吃粮食",这些观念是错误的。

控制饮食是控制血糖的基础,然而每个糖尿病患者的具体情况有所不同,因此在饮食上不能搞一刀切,而应该根据自身的具体情况,包括自身的病情、年龄、职业、身高、体重,科学合理地制定饮食方案,并依据病情及时调整。比如,消瘦的糖尿病患者可以适量放宽主食的摄取量(可由专业医生帮助病人制定合适的方案),保证总热量的供给;肥胖的糖尿病者则需要严格执行低热量、低脂肪的饮食原则,严格控制每日饮食的总热量。

与正常人相比,多样而平衡的饮食对糖尿病患者来说具有更为积

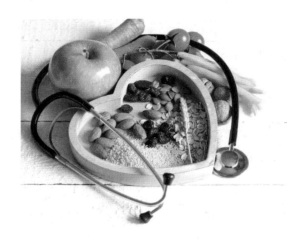

图 4-5  糖尿病患者饮食原则:多样和平衡

极的意义,谷物、肉禽、蛋奶、鱼虾、蔬菜和水果每天都需要食用,不可偏食其中一种。此外,糖尿病患者的饮食应做到主、副食合理搭配,粗粮和精粮合理搭配,荤素合理搭配,并且持之以恒。

糖尿病患者应选择高膳食纤维饮食,这是因为膳食纤维可以增加人体饱腹感,缓解患者的饥饿感,此外,可溶性膳食纤维还可以改善葡萄糖耐量,防止饭后血糖大幅度变化。需要注意的是,膳食纤维虽然有助于患者稳定血糖,却不是多多益善,而应适量食用,否则食用过量的高膳食纤维会造成营养素流失及腹痛、腹泻等不适症状。

# 第 7 节  糖尿病患者的运动疗法

对于糖尿病患者而言,运动疗法的重要性怎么强调都不过分。充分调动肌肉系统的活力,能帮助患者降低血糖,减轻胰岛素抵抗。

有氧运动有益于血糖的控制,下面推荐几种适合糖尿病人的有氧运动:

(1)健步走。作为一种低成本高回报的运动,健步走无需专业装备,只需一双合脚的运动鞋,随时都可以走起来,十分简单。而且,健步走的运动强度介于散步和跑步之间,属于中低强度的有氧运动方式,能够达到需要的运动强度,同时可以有效地控制血糖。

(2)游泳。糖尿病患者如果没有皮肤并发症,可以尝试游泳这种中等强度有氧运动。游泳有助于燃烧卡路里,提高身体柔韧性,特别适合存在神经问题,如手足虚弱、麻木、刺痛等症状的人,而且水中运动对关节的影响较小,较适合并发关节炎的朋友。

(3)太极拳、踢毽子和广场舞等运动也非常适合糖尿病患者。

(4)糖尿病人宜选择中等强度运动,即运动时感觉周身发热、微微出汗、呼吸加快但仍能正常交谈,而不是大汗淋漓;运动后应略感疲劳,但精神依旧舒畅。运动要循序渐进、持之以恒,切忌"三天打鱼,两天晒网"或者平日不运动,到周末时却进行长时间、高强度的运动。

糖尿病人运动也要讲究科学,不能盲目锻炼。患者最好咨询专业医生,根据个体情况制定合理的运动方案,力求安全有效。

# 第5章
# 动脉粥样硬化的后果——
# 心脑血管疾病

【病例】53岁的董先生参加单位体检,血脂检测结果显示总胆固醇、甘油三酯、低密度脂蛋白、高密度脂蛋白4项的指标都异常,"动脉粥样硬化指数"偏高。听说出现了动脉粥样硬化就很容易患上冠心病、脑卒中,董先生心里不安,但是心电图、脑部CT的检查结果又正常,董先生接下来该怎么办呢? 是高枕无忧,还是积极防治心脑血管疾病?

我们先来了解一下,什么是动脉粥样硬化指数。动脉粥样硬化指数是国际医学界制定的一个衡量动脉粥样硬化程度的指标。

动脉粥样硬化指数计算方法为:

动脉粥样硬化指数(AI)=[血总胆固醇(TC)—高密度脂蛋白(HDL)]÷高密度脂蛋白(HDL)

它的正常数值为<4,如果一个人的动脉粥样硬化指数<4,反映出动脉粥样硬化的程度不严重或在减轻,数值越小动脉粥样硬化的程度就越轻,引发心脑血管疾病的危险性就越低;如果动脉粥样硬化指数≥4就说明已经发生了动脉粥样硬化,数值越大动脉粥样硬化的程度就越重,发生心脑血管疾病的危险性就越高。

# 第 1 节 心脑血管疾病的基本概念

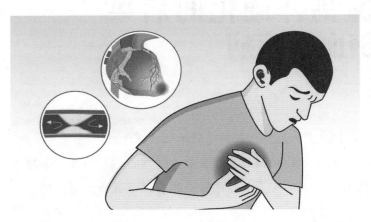

图 5-1　心脑血管疾病是心血管疾病和脑血管疾病的统称

心脑血管疾病是心血管疾病和脑血管疾病的统称，泛指由高脂血症、高血糖、高血压、血液黏稠、动脉粥样硬化等所导致的心脏、大脑及全身组织发生的缺血性或出血性疾病。

其中，心血管疾病包括冠状动脉粥样硬化性心脏病（冠心病）、高血压性心脏病（高心病）、肺源性心脏病（肺心病）、风湿性心脏病（风心病）、心力衰竭（心衰）以及心肌病等。

脑血管疾病包括缺血性脑血管病和出血性脑血管病两种。缺血性脑血管病是由于大脑供血不足所造成的神经功能障碍，包括：短暂性脑缺血发作和脑梗死（最常见的类型是脑血栓形成）。出血性脑血管病是由于大脑血管破裂出血造成的神经功能障碍，包括：脑出血、蛛网膜下腔出血。

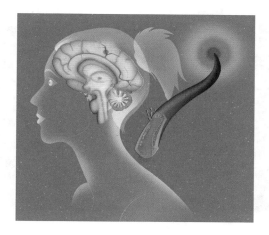

图 5-2　心脑血管疾病之一——脑出血

心脑血管疾病是一种严重威胁人类,特别是中老年人健康的常见病,它的特点是高患病率、高致残率和高死亡率。有高血压、高脂血症、糖尿病以及吸烟、长期大量饮酒、超重 / 肥胖、缺乏锻炼等的人群,容易患上心脑血管疾病。

## 第 2 节
## 高血压、冠心病、脑卒中的共同发病机理

高血压、冠心病、脑卒中等心脑血管疾病的实质就是"血管堵了",形成了动脉粥样硬化斑块和血栓,造成了心、脑、肾等重要器官的缺血和缺氧,继发组织细胞损害。这些疾病主要有以下 4 个特征:

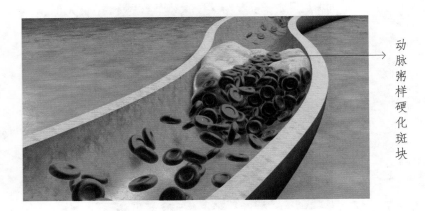

动脉粥样硬化斑块

图5-3 血管堵塞,血流量减少,心脑缺血、缺氧

### 1. 血流量减少

动脉粥样硬化斑块会堵塞血管,血管的管腔变狭窄,血流量减少到正常情况下的1/3左右,就会引起心脑缺血、缺氧,患者常常会出现胸闷气短、心绞痛、心律失常等心肌供血不足症状,有些人也会出现头晕脑胀、头痛、注意力不集中、记忆力减退、反应迟钝等脑供血不足的症状,有些人还会感到肢体麻木或夜间失眠等。

### 2. 动脉粥样硬化

血管被斑块堵塞,长期缺血、缺氧,失去弹性,血管慢慢变硬、变脆,产生动脉粥样硬化,甚至容易破裂,导致脑出血。

### 3. 血液黏稠

当动脉粥样硬化形成后,血管狭窄,血液流动逐渐减慢,血液中的血小板聚集,使血液变得黏稠,出现血液高凝状态,产生诱发血栓的隐患。

**4. 血栓形成**

在血液高度黏稠、斑块脱落后,斑块碎片被血小板广泛包裹,越来越大,最后形成血栓。随着血液游走,血栓堵在心血管会导致"心肌梗死",堵在脑血管会导致"脑梗死",从而引发生命危险或致残。

## 第 3 节　心脑血管疾病的中医学解释

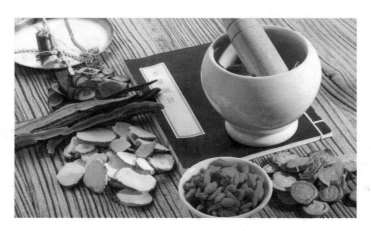

图 5-4　中医认为气血通畅,百病不生

前面已经提到,心脑血管疾病的实质就是因为血管堵塞,造成心脑等重要脏器缺血、缺氧,进而出现头痛、眩晕、耳鸣、胸闷、心悸、气短、肢体麻木、失眠等症状,严重的就会出现中风偏瘫、口眼歪斜等症状。

为什么病因看起来这么简单的心脑血管疾病却如此难治呢?究竟什么才是心脑血管疾病,尤其是高血压、冠心病、脑卒中的真正"元凶"

呢？其实，中医早就给出了答案：那就是气和血出了问题！道理很简单，中医理论提到，"气为血之帅，血为气之母。气行则血行，血行风自灭。"这是什么意思呢？就是说人体血液正常流动，是靠气的推动，就好比气是血的发动机，气动血行。当气血调和、血脉融会贯通时，人就不会得脑卒中（俗称脑中风）之类的疾病。

中医说的"气血不调"，也相当于现代医学所说的微循环障碍。由于动脉粥样硬化，人体的大大小小的血管都会受累。而微血管受累的结果，就是微循环障碍，导致微小血栓逐步形成，最后出现的严重后果就是"心肌梗死"或"脑梗死"这样的疾病。

# 第4节 心脑血管疾病的中医治疗

前面我们已经谈到，心脑血管疾病是"堵出来"的，是气和血出了问题，正所谓"气不行，血不通"！

按照以上的理论推导，结论也可以是，病在心脑，根在气血。气血的问题解决了，心脑的问题就迎刃而解了。

按照这个思路，治疗心脑血管疾病就需要"调理气血"。目前比较稳妥的"调理气血"的中药主要有黄芪、三七、丹参、葛根、银杏叶、余甘子、玉竹等等。

目前，在中医临床实践中，通过这些中药的合理搭配，科学组方，在治疗因"气血不和"而引起的病症（心脑血管疾病，周围血管疾病等）方面有较好的疗效，对调节高脂血症、高血压、高血糖、高黏血症等病症，也能起到积极的治疗作用。

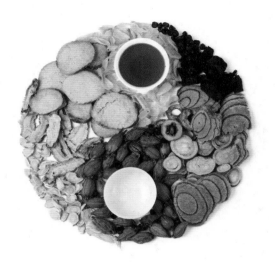

图 5-5 中医的"行气活血"是治疗心脑血管疾病的新出路

因此,如果患者在用西药治疗高脂血症、高血压、高血糖、高黏血症以及心脑血管疾病无效或效果不明显时,可尝试在专业医师指导下采用"药食同源"的中药,也许会出现"山重水复疑无路,柳暗花明又一村"的理想效果。

# 第6章
# 一人得了冠心病，全家人都闹心

【病例】62岁的李先生因为冠心病做过一次心脏支架植入手术。李先生爱喝酒，尽管都做了心脏支架植入手术但依然戒不了，时不时地喝两口，老伴和子女们也因为他喝酒的事情和他闹得不愉快。有一次，李先生出席朋友儿子的婚宴，多喝了些酒，又因为喜宴上和旧友相见太高兴，就出现了胸闷、气短等心衰症状，半年时间内不得不又做了第二次心脏支架植入手术。李先生终于知道了冠心病的厉害，全家人也跟着李先生一起"闹心"。

冠心病是危害人类健康的最主要的心脏疾病之一。在我国，冠心病患者不但逐年增加，而且发病年龄更趋于年轻化。如果一个人患上冠心病就要注意积极防治，这不仅是对患者自己负责，也是对家人负责。

在防治冠心病过程中，患者首先要改变不良生活习惯，这是第一步，也是非常重要的一步，比如严格要求自己戒烟戒酒。这一步做得好，在防治冠心病过程中就会收到事半功倍的效果。

# 第1节 冠心病的基本概念

冠心病是冠状动脉粥样硬化性心脏病的简称,是由冠状动脉粥样硬化造成的血管腔狭窄、血流障碍而导致心肌缺血,造成胸闷、气短、心绞痛、心律失常,严重时会引起心肌梗死。

我们知道,心脏的主要功能是为血液流动提供动力,把血液运送至身体各个部分,心脏本身也需要血液来维持心脏的活力和生命,冠状动脉就是给心脏输送血液的动脉。

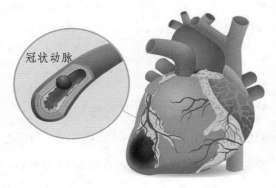

图 6-1　冠状动脉的主要功能是给心脏输送血液

如果冠状动脉发生粥样硬化,血管管腔变得狭窄,进入心脏里的血液就会减少,导致心肌供血不足,从而出现心绞痛、心肌梗死等病症。

冠心病的典型症状是"胸痛"。 因为体力活动、情绪激动等诱发,突然感到心前区疼痛,多为发作性绞痛或压榨痛,也可为憋闷感。疼痛从胸骨后或心前区开始,向上放射至左肩、臂,甚至小指和无名指,休息或含服硝酸甘油可缓解。胸痛放散的部位也可以涉及颈部、下颌、牙齿、腹部等。胸痛也可出现在安静状态下或夜间，由冠脉痉挛所致，也称变异型心绞痛。

冠状动脉不论有无病变，都有发生血管痉挛，引起心绞痛、心肌梗死甚至猝死的可能；有粥样硬化病变的冠状动脉，更容易发生严重痉挛，诱发心绞痛、心肌梗死甚至猝死。

所以，无论老年人还是年轻人，一旦出现心慌、胸闷、气短、心绞痛等心脏不舒服的症状，或者出现莫名其妙的牙痛、胳膊痛或后背痛、上腹痛等症状，一定要及时就诊，以做到及时发现、及时治疗。

# 第 2 节　引发冠心病的主要原因

冠心病听上去虽然可怕，但也是可防可治的。我们首先要了解导致冠心病的原因，找到了原因，也就能找到对策。有研究发现，冠心病主要与以下 10 个因素有关：

### 1. 与年龄有关

冠心病的好发人群是 40 岁以上的中老年人。男性年龄超过 40 岁，患病率随年龄的增长而升高。女性发病平均年龄一般比男性晚 10 年，目前冠心病发病人群有年轻化的趋势。

### 2. 与性别有关

冠心病发病人群以男性多见，男女比例约为 2:1。在 60 岁以后男女发病率趋于相同。

### 3. 与职业有关

长时间静坐而缺少体力活动的脑力劳动者,由于自主神经系统功能障碍,冠状动脉正常的舒缩功能受到影响,加上血脂高,血小板聚集,导致血流缓慢、瘀滞。这些因素相互影响,共同作用,加速了冠状动脉粥样硬化斑块的形成。

### 4. 与饮食有关

长期过量食用高热量的饮食、较多的动物脂肪,很少吃新鲜水果和蔬菜的人,容易得冠心病。

### 5. 与肥胖有关

肥胖者对胰岛素敏感性较差,加之高热量的饮食习惯使得体内血糖不易消耗,多余的营养物质极易以脂肪的形式储存在体内,容易诱发高脂血症,加速动脉粥样硬化的形成。

### 6. 与血压有关

血压升高是诱发冠心病的又一危险因素。

### 7. 与吸烟、饮酒有关

吸烟能加速动脉粥样硬化的发生和发展,而且能诱发心肌梗死。危害心脏的有害物质主要是尼古丁和一氧化碳。大量饮酒可使收缩压及舒张压升高,加剧冠状动脉粥样硬化的形成和发展。

### 8. 与高脂血症有关

甘油三酯和低密度脂蛋白胆固醇升高也是促使冠心病高发的十分

危险的因素。

### 9. 与糖尿病有关

糖尿病和血脂升高常同时存在，因此糖尿病患者的冠心病发生率远高于正常人。

### 10. 与遗传有关

有高血压、冠心病或者糖尿病、高脂血症家族史的人，动脉粥样硬化发生率远高于没有这些疾病家族史的人，所以冠心病有遗传倾向。

# 第 3 节
# 冠心病的 2 大"凶手"和 1 个"兄弟"

在第 2 节中，我们简单了解了可引发冠心病的 10 个因素，本节我们详细了解一下其中的 3 个重要因素：高脂血症、高血压和糖尿病。

### 1. 高脂血症是冠心病的"元凶"

高脂血症是促使冠心病高发的危险因素，血脂升高与人们摄取过多脂肪有关，与动脉粥样硬化关系最为密切的是低密度脂蛋白胆固醇的升高。

血脂过多，容易造成"血稠"，在血管壁上沉积，逐渐形成小斑块（就是我们常说的"动脉粥样硬化"），这些"斑块"增多、增大，逐渐堵塞血管，使血流变慢，严重时血流甚至中断。这种情况如果发生在心脏，就会引起冠心病。

积极降血脂,首先要限制饱和脂肪酸、反式脂肪酸的摄入,适当增加豆类食品、粗粮和可溶性纤维 (如燕麦) 的摄入。

### 2. 高血压是冠心病的"帮凶"

高血压容易诱发冠心病,是因为长期高血压造成动脉血管内膜损伤,也就是血管壁上出现了"伤口",那么血液中的脂肪更容易"乘虚而入",侵入动脉壁,形成斑块。随着斑块越来越大,血管管腔就会越来越狭窄,最终堵塞血管;高血压往往还伴有血脂和血糖代谢异常症状,会进一步促进斑块的形成,导致冠心病。

有高血压的冠心病患者,要积极控制血压,使血压维持在 140/90 mmHg 以下;有糖尿病或肾功能不全的冠心病患者,降压标准适当从严,使血压维持在 130/80 mmHg 以下。

要注意降压的"质量",力求 24 小时平稳,避免血压大起大落。老年患者往往表现为收缩期高血压,要注意在降低收缩压的同时避免舒张压过低。

### 3. 糖尿病和冠心病是"兄弟病"

在糖尿病患者的死亡原因中,冠心病是重要因素。这充分证明糖尿病和冠心病的关系极为密切。

因为糖尿病导致的血管病变非常广泛,不论大、中、小微血管,都会产生病变。心脏的冠状动脉是最容易受侵害的动脉,其大小分支都能发生不同程度的动脉粥样硬化,导致血管堵塞。因此,人们常说冠心病和糖尿病是"兄弟病"。所以,糖尿病患者要特别警惕冠心病的发生与发展。

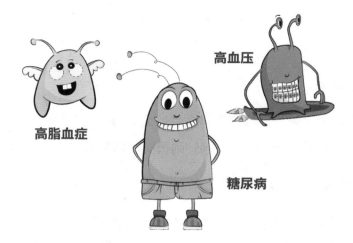

图 6-2 冠心病患者要同时警惕高脂血症、高血压、糖尿病

糖尿病合并冠心病患者，要通过生活方式干预和药物治疗积极控制血糖，同时要积极控制其他相关的危险因素，比如高血压、高脂血症等，保持健康的生活方式如戒烟、控制体重、适度运动等。

# 第 4 节　冠心病的 5 个前兆

不少人在确诊为冠心病时已经患病很长时间了，因此失去了早期控制和治疗病情的最佳时机。如何能在患病早期发现病情并及早防治呢？冠心病有哪些先兆呢？

### 1. 下牙痛

当出现不规则的牙痛且服用止痛药不能缓解症状，并且表现为下牙痛或下颌痛，牙床一侧或两侧疼痛，以左侧居多，又无法确定具体疼痛的位置,甚至疼痛可能延伸到面颊,但牙龈、脸颊均不红肿且口腔检查又没有病变时,应该考虑是否患有冠心病,并及时到医院检查。

### 2. 胳膊痛

如果感觉胳膊疼痛部位不是在骨骼或关节上,而是向左肩、臂以至第四、五手指放射性地疼痛和不适,则极有可能是冠心病的前兆之一。

### 3. 耳垂出现皱褶

冠状动脉病变会累及全身微小动脉,引起微循环障碍,耳垂作为末端部位,是一种既无软骨又无韧带的组织,易受缺血缺氧的影响,产生局部收缩,导致皱褶出现。耳垂皱褶的出现,大多数情况下预示着冠心病的发生。

### 4. 角膜老年环

一些老年人眼球角膜的边缘部分有一圈灰白色或白色的混浊环,医学上称之为“角膜老年环”。研究发现,角膜老年环的有无及其严重程度与冠心病发病有一定关系,出现角膜老年环的患者几乎都有不同程度的动脉粥样硬化,而绝大多数患动脉粥样硬化症的老年人会出现角膜老年环。

### 5. 舌头发紫

正常情况下,舌头有一层薄白的舌苔,总体呈淡红色。舌“绛紫而深,干涸少津液”,在中医学上多为“血毒太盛,血瘀较重”,这多半是肝胆系统和心脏出了问题。所以,舌头发紫要引起注意,要检查是否患有冠心病。

# 第 5 节　确诊冠心病的 5 种方法

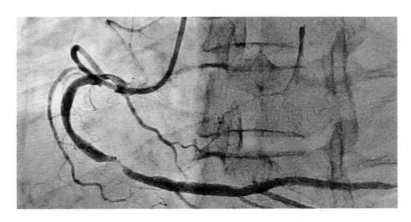

图 6-3　冠状动脉造影显示冠状动脉严重病变

**1. 看症状**

绝大多数人都是感到身体不适才去医院检查，一般情况下，医生通过询问患者有没有胸闷、气短、心绞痛的症状，就可以作出初步判断。另外，可以通过看体表，如耳垂有无皱褶、角膜有无老年环并通过询问左肩或背部有无反复疼痛、有无左侧不规则牙痛等，来综合判断病人是否患有冠心病。

**2. 看心电图**

由于心电图操作简单，而且对身体无创，因此一般会被优先采用。当心肌发生缺血的时候，多数情况下，心电图会呈现某些特异性的改变（如：T 波低平或倒置，ST 段下移、心律失常等）。因此，心电图可以辅助冠心病的诊断。

### 3. 冠状动脉造影

冠状动脉造影是明确诊断冠心病的"金标准"，通俗地说，就是非常准确的方法。

冠状动脉造影除了可以明确冠状动脉病变的位置、程度与范围外，还可以直接进行冠状动脉狭窄、阻塞性病变的治疗。

### 4. 冠状动脉 CT

症状模棱两可，不能排除又不能确诊的，可以进行冠状动脉 CT 检查，通过它能更加直观地看到血管是否狭窄。

冠状动脉 CT 是诊断冠心病的"银标准"。之所以是"银标准"，是因为这是个无创的检查，但直观性比不上冠状动脉造影，因为这种检查只能看到相对静态的图像。所以，冠状动脉 CT 可用于冠心病的初步筛查和冠脉血管评估，且特别适用于不愿意做冠状动脉造影检查的患者。

### 5. 冠状动脉血管内超声

冠状动脉血管内超声是借助血管造影机将高频微型超声探头经桡动脉导入冠状动脉血管腔内进行探测，再经电子成像系统来显示心血管组织结构以及几何形态的一种微创检查方法。

与冠状动脉造影相比，冠状动脉血管内超声可以更准确地测定血管面积与狭窄程度，估算管腔大小，还可了解易损斑块的情况。

以上就是确诊冠心病的主要方法。无论是通过先兆症状、心电图、冠状动脉造影、冠状动脉 CT，还是通过冠状动脉血管内超声等，它们都各有优缺点，医生一般会根据患者的实际情况作出有针对性的建议。

# 第6节　冠心病猝死的防控措施

大家都知道冠心病是慢心病,但也有少数患者病情凶险、来势迅猛,甚至发生猝死,这种情况被称为冠心病暴发。冠心病导致的猝死是可防的,只要注意以下事项,猝死的情况就能大大减少,甚至能够杜绝。

（1）冬季要注意保暖。寒冷可诱发血管收缩、痉挛,使血压上升,冠心病患者更容易发生急性心肌梗死,所以老年人冬季外出要注意增添衣服,以免着凉发生意外。

（2）避免情绪大起大落。精神紧张和情绪激动可使血压骤然升高,心脏负荷加重,从而诱发急性心肌梗死。以下情况都可能导致猝死:冠心病患者观看紧张而激烈的体育比赛,或遇到大喜大悲的事情造成情绪剧烈波动等。

（3）加强自身修养,努力做到心胸宽广、情绪乐观、性格开朗、处事豁达,遇到棘手事不着急不钻牛角尖,避免对心脏造成劣性刺激。

（4）避免过度劳累。有些离退休老人打麻将成瘾,甚至废寝忘食、通宵达旦。过度疲劳对情绪和血压的影响都极易诱发急性心肌梗死。

（5）锻炼要适当和适度。老年人锻炼一般以散步、打太极拳为宜,切忌暴走、快跑、快速活动或旋转、低头、屏气、使劲以及做可能摔倒的动作。

（6）戒烟限酒。烟中的有毒物质尼古丁能引起心脏冠状动脉收缩或痉挛,诱发冠心病急性发作。饮酒过度能使人兴奋,致使血压升高,造成急性心肌缺血。

（7）治疗高血压。高血压在早期就应该开始积极治疗,因为它是

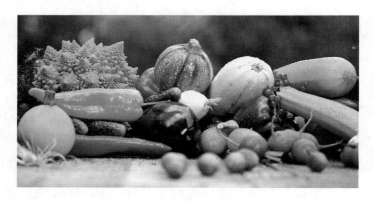

图 6-4　多吃高纤维食物能调节血脂、预防冠心病

最容易造成动脉粥样硬化加重和心肌缺血、甚至心血管意外的危险因素。

　　(8)调节血脂。多吃高纤维食物如粗粮、杂粮、食品级米糠、麦麸、海带等,少吃动物脂肪和内脏,水产品中的甲鱼、乌贼、鱿鱼、鳗鱼、蟹黄不宜多吃,必要时可服用降血脂的产品。

　　(9) 控制糖尿病。坚持"管住嘴、迈开腿"的原则,并适当用降糖药物或保健品控制好血糖,使血糖经常保持在正常范围内,减少糖尿病诱发和加重冠心病的风险。

　　(10) 减轻体重。肥胖会让心脏负荷加重,对冠心病不利。减肥的最好方法不是饥饿节食,而是坚持运动,且需注意运动强度不要太大,宜适度且长期坚持。

　　(11) 防便秘。据报道,冠心病患者因为排便而症状复发,甚至发生心肌梗死的病例屡见不鲜。冠心病患者要多饮水,养成定时排便的习惯,常吃水果,适当进食粗粮,以利于通便。

　　(12) 药物自救。冠心病患者要随身携带装有硝酸甘油、速效救心丸、冠心苏合丸、复方丹参滴丸等药物的保健盒,以便发病时应急使用。

（13）夜间起床要慢。夜间醒来睁开眼睛后，不要马上下地活动，应继续平卧半分钟，再在床上坐半分钟，然后双腿沿床沿下垂再坐半分钟，最后再下地活动。

## 第7节　中药治疗冠心病的两大优势

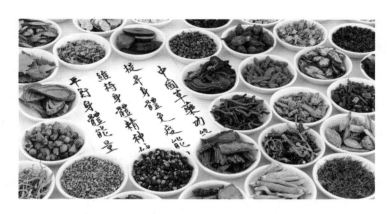

图6-5　中药治疗冠心病有两大优势

中西医结合治疗冠心病的临床实践表明，中药在改善症状和改善预后两个方面能发挥有效作用。

根据中医理论，中药治疗心脑血管疾病的作用原理是"活血化瘀""补气养血""芳香温通"等。用现代医学理论来解释，这些作用原理对冠心病有明确的针对性。例如，"活血化瘀"可以调节血小板功能、改善微循环功能、抗血栓形成等；"补气养血"能增加血流量、增加血氧饱和度、避免心肌缺血缺氧；"芳香温通"可以改善内皮细胞功能、改善心肌能量代谢、增强心肌抗缺血能力等。另外，一些中药制剂还具有稳定斑块等作用。

根据现代药理研究,与西药相比,中药具有多靶点作用和整体调节这两大优势。多靶点作用,就是一种药物通过多种途径起作用。比如,有的中药可以同时具有扩张血管、改善内皮细胞功能、调节血脂、稳定斑块、抗血栓形成等作用,起到了"一药多用""一专多能"的作用。

冠心病患者选用中药产品,主要有以下目的:

## 1. 起预防作用

有这样一类患者,他们正处于冠心病易发年龄段,自身又存在一种或数种致病危险因素 (如高血压、血脂异常、高血糖等),有胸闷、心悸等症状,但是经过相关检查没有确诊冠心病,临床上还不能说他们是冠心病患者。对于这样的患者,重点就是控制危险因素,如降压、调脂、降糖、改善生活方式等,同时要及早做好冠心病的预防工作。

这些患者临床检查结果虽然没有达到冠心病的诊断标准,但并不意味着他们没有发生动脉粥样硬化。动脉粥样硬化是一个渐进的过程,不能等到发生了冠心病才开始治疗,要提前发现动脉粥样硬化的蛛丝马迹,提前采取有效措施,阻止和逆转动脉粥样硬化的进展,这就是"治未病"。中药具有的多靶点作用和整体调节的优势则能控制致病因素(如高血压、血脂异常、高血糖等) 的恶化,起到预防动脉粥样硬化,预防冠心病的作用。

## 2. 能改善症状

治疗冠心病的西药有很多,这些西药各有特长,也各有局限性和禁忌证,药物之间的相互作用也很复杂。采用中西医结合治疗的方法,可以减少化学药物的用量,显著增强控制心绞痛和心肌缺血症状的疗效。

### 3. 可改善预后

改善预后，就是想办法阻止和逆转动脉粥样硬化病变的进程，防止发生急性血管事件，使患者逐步摆脱冠心病的困扰。具体的治疗目标包括：抑制病变部位的炎症反应，使不稳定的斑块稳定下来，改善内皮细胞功能，改善血液的粘稠度和凝固性等。

由于中药具有多靶点作用和整体调节的优势，采用中西医结合治疗更有利于实现上述治疗目标。

## 第8节 防治冠心病的常用中药

下面给大家介绍一些具有防治冠心病功能的中药，它们有的可以活血化瘀，有的可以补气养血等。这些中药的配方及具体使用方法，需咨询专业医师。

### 1. 红花

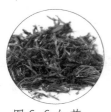

图6-6 红花

《中国药典》（2015电子版，第1部，第151页）记载，红花能够活血通经、散瘀止痛，可用于胸痹心痛。红花是菊科植物红花的干燥花。夏季花由黄变红时采摘，阴干或晒干，通常以红花的干燥花入药。

需要注意的是，孕妇慎用红花。

## 2. 丹参

《中国药典》(2015电子版,第1部,第77页)记载,丹参能活血祛瘀、通经止痛,用于胸痹心痛。丹参有效成分丹参酮IIA具有降血脂、抗动脉粥样硬化的作用。

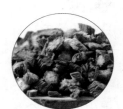

图6-7 丹参

丹参的炮制方法是除去杂质和残茎后洗净,润透,切厚片,干燥。一般以丹参饮片或者丹参提取物入药。

注意,丹参不宜与藜芦同用。

## 3. 三七

《中国药典》(2015电子版,第1部,第12页)记载,三七的功能有:散瘀止血、消肿定痛,一般以三七粉入药。

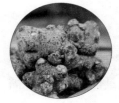

图6-8 三七

有文献记载,在心血管疾病治疗中运用三七,可以有效地提升疾病控制效果。

需要注意的是,孕妇慎用三七。

## 4. 川芎

《中国药典》(2015电子版,第1部,第41页)记载,川芎能够活血行气、祛风止痛,可用于胸痹心痛。

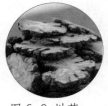

图6-9 川芎

川芎的炮制方法是除去杂质,分开大小,洗净,润透,切厚片,干燥。一般以川芎饮片入药。

### 5. 黄芪

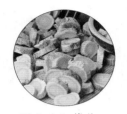

图 6-10 黄芪

《中国药典》(2015 电子版, 第 1 部, 第 303 页)记载, 黄芪能够补气升阳、行滞通弊等, 用于气虚乏力等。

有文献记载, 黄芪具有增强机体免疫力、调节血糖、增强肝功能、调节血脂指标之功效 , 可用于治疗脑卒中、冠心病等疾病。

黄芪的炮制方法是除去杂质, 大小分开, 洗净, 润透, 切厚片, 干燥, 一般以黄芪饮片或者黄芪提取物入药。

### 6. 人参

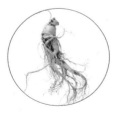

图 6-11 人参

《中国药典》(2015 电子版, 第 1 部, 第 9 页)记载, 人参生津养血, 大补元气, 用于气血亏虚、久病虚赢。

有文献记载, 人参中药制剂较单纯西医常规治疗可进一步提高治疗心绞痛的临床疗效。

人参的炮制方法是润透, 切薄片, 干燥, 或粉粹、捣碎, 一般以人参饮片入药。

# 第7章
# 脑卒中：反反复复像噩梦

【病例】62岁的张先生3年前就患有高血压,由于没有什么症状,一直没治疗。有一天早晨,家人发现他有点不对劲——口齿不清、走路不稳、右手无力,立即给当医生的朋友打电话,朋友说"中风了,赶紧送医院"。幸亏治疗及时,张先生恢复良好。

医生朋友给张先生的忠告是,发生了第1次脑卒中,今后发生第2次、第3次脑卒中的概率很大,就像反复呈现的噩梦,所以必须做好二级预防,防止脑卒中复发。只要认真做好二级预防,就可以有效降低脑卒中的复发。本章为您讲解什么是脑卒中以及脑卒中的防治。

# 第 1 节 脑卒中的基本概念

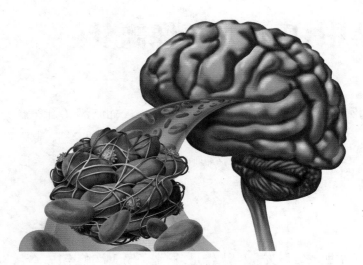

图 7-1 脑血栓形成,血流受阻,大脑缺血缺氧

有一种病,可以在短短的数分钟内让人口歪眼斜、四肢麻木、瘫痪在床甚至都不能控制大小便,这种病就是脑卒中,也就是俗称的"脑中风"。

脑卒中是一种急性脑血管疾病,是由脑部血管突然"破裂"或"阻塞"而引起脑组织损伤的一种疾病,具有极高的病死率和致残率,主要分为出血性脑卒中(脑出血或蛛网膜下腔出血)和缺血性脑卒中(脑梗死、脑血栓形成)两大类,以脑梗死最为常见。

脑卒中的死亡率也和疾病发现的早晚、治疗是否及时得当,以及年龄增长等因素有关,所以加强对全民普及脑卒中的危险因素及先兆症状的教育,才会真正获得有效的防治效果。

# 第 2 节　出血性和缺血性脑卒中

脑卒中有两种，就是出血性脑卒中和缺血性脑卒中。那么，这两种不同的脑卒中患者有什么不同的表现呢？怎么判断一名患者患了哪种脑卒中呢？

出血性脑卒中一般是指因脑出血所引起的昏迷和瘫痪，一般在患者活动的情况下发生，患者有头晕、血压突然升高、恶心呕吐的症状。这类脑卒中病情发展较快，以"分钟—小时"计算，死亡率较高，需要分秒必争地及时就诊。

临床上大多数脑出血是由于高血压或者血管硬化所致的血管破裂出血，死亡率和致残率都比较高。

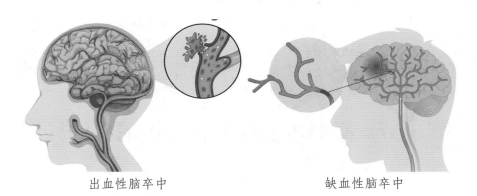

出血性脑卒中　　　　　　　　　　　缺血性脑卒中

图 7-2　出血性脑卒中和缺血性脑卒中的对比

缺血性脑卒中是指由于脑的供血动脉（颈动脉和椎动脉）狭窄或闭塞、脑供血不足导致的脑组织坏死的总称。多在患者处于静态时发病，在血压低时更容易发生，常有先兆症状，如患者感到头晕、一侧肢体麻木或无力等,或者突然感到头晕、头痛、语言障碍等。缺血性脑卒中病程进展相对慢些,以"小时—天"进展,死亡率也相对低一点,但也需要及时就诊,以免贻误病情,错过治疗黄金期而留下后遗症或导致死亡。

缺血性脑卒中与动脉粥样硬化有密切的关系,脑梗死绝大多数是由于血流缓慢而使得血小板聚集,血栓形成后,随着血流进入脑血管内,阻碍了大脑的血液供应而引起的脑缺血性疾病。

出血性和缺血性脑卒中单从症状上很难区分开,但应用头部 CT 等先进仪器的检查,可为确诊提供可靠的依据,因此治疗也更加确切,更有针对性。

从以上内容中还可以发现,高血压和脑卒中发病的关系密切。医疗条件好的地方,防控高血压做得比较到位,俗称"爆血管"的出血性脑卒中较少,缺血性脑卒中多见。缺血性脑卒中又以脑血栓形成最为常见,这跟高血压、低血压都相关。关于高血压和脑卒中的关系,我们在下一节还将详细介绍。

## 第3节　高血压发作与脑卒中前兆的异同

脑卒中早期,最突出的表现就是有明显的头疼症状,还会伴有头晕、肢体活动异常的症状。这三个症状和高血压的表现很像,很多人会误以为是高血压发作,其实可能是脑卒中的前兆。因为高血压除了血压增高以外,其他的症状不是特别明显。

血压不正常是诱发脑卒中的重要因素。血压不正常包括高血压、

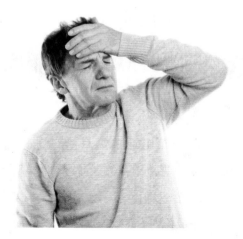

图 7-3　高血压患者头晕头疼时要警惕脑卒中

低血压、脉压过大、异常的血压波动等。未得到良好控制的高血压，一方面损害内皮细胞功能、加剧动脉粥样硬化的发生和发展，另一方面会破坏动脉粥样硬化斑块的稳定性，诱发血栓形成或者血管破裂。

　　降压要讲究质量，一天 24 小时内血压应平稳，而不大起大落，不要有"晨峰"（早上血压明显增高）现象。讲究降压的质量其意义就在于保护血管，减少急性血管事件（脑卒中、心肌梗死等）的发生。

　　低血压也是一个引起脑梗死的不可忽视的危险因素，尤其是对于老年人，低血压是导致脑梗死的发病原因之一，往往发生于夜间睡眠中。由于血压太低，血流缓慢、瘀滞，更容易在动脉粥样硬化病变部位形成血栓。

　　大家在了解了高血压和脑卒中的关系后，一定要更重视降血压，需要注意的是，降血压不要追求快和低，短期内降压幅度最好不要超过原血压值的 20%。

# 第 4 节
# 积极控制"四高",预防脑卒中

有一天早上,同事小李打电话请假,说要去探望脑卒中住院的舅舅。小李说,前天晚上聚会吃饭的时候他舅舅还有说有笑的,没有感觉什么异常,突然就无缘无故地脑卒中发作了。其实脑卒中发作前有很多征兆,也有很多致病因素导致脑卒中,只是他舅舅没有特别重视罢了。

发生脑卒中的原因很复杂,是多种危险因素共同作用的结果,其中衰老、性别(男大于女)、遗传等先天因素不可改变。但很多后天因素是可防可控的,如高血压、高脂血症、心脏病、糖尿病、吸烟、喝酒、肥胖等因素,所以很多脑卒中病例实际上是可以避免出现的。只要积极治疗相关疾病,坚持健康的生活方式,就完全可以避免脑卒中的发生。

导致脑卒中的主要因素是"四高"。这里说的"四高"是个新说法,即高血压、高脂血症、高血糖、高黏血症。

(1)高血压是一个很容易被人忽略的问题,高血压初期时没有什么症状,很多人也没有感觉异常,但过高的血压会导致血管硬化,管腔狭窄,造成堵塞,引起缺血性脑卒中;同时高血压会使血管脆性增加,在较高压力下,血管更容易破裂,导致出血性脑卒中。所以高血压对脑卒中的影响是双方面的,是非常危险的因素。

(2)高血糖与高脂血症也是脑卒中的重要致病因素,它们都会导致动脉粥样硬化,损伤血管内膜,加快高血压的发展进程,诱发血栓形成。

（3）高黏血症往往和高脂血症相伴相随。血脂过高，损害动脉血管，导致血流受阻，血小板聚集，使血液处于高黏状态，随时形成血栓。可以说，高黏血症是向脑梗死又迈进了一步。

综上所述，要想很好地预防脑卒中，就要积极地控制"四高"。

## 第 5 节　七类脑卒中易发人群

脑卒中不会无缘无故地发作，也不是一日形成的，它会经过一个漫长的发展过程，可谓"冰冻三尺，非一日之寒"。以下这 7 类人是脑卒中易发人群，应在日常生活中高度注意，积极预防。

（1）有高血压或高血压病史者。高血压被公认为是脑血管疾病非常重要的致病因素。

（2）短暂性脑缺血发作，俗称"小中风"，往往是发生脑血管疾病的预兆。如果反复发作，近期更容易发展成"完全性脑卒中"。

（3）肥胖、喜食肥肉、血脂高、血稠、烟酒瘾过大、脾气急躁、体力活动少、先天性脑动脉畸形和因有颈椎病而经常感到眩晕的人。

（4）糖尿病患者。糖尿病患者的糖代谢和脂肪代谢都会紊乱，会引起心脑血管，特别是微血管病损，增加了动脉粥样硬化和发生脑血管疾病的危险性。

（5）脑动脉粥样硬化患者。脑动脉粥样硬化是脑血管疾病的病理基础，由于脑动脉内膜厚，管腔狭窄，导致脑供血不足，颈内动脉粥样硬化斑块脱落形成微血栓，这些都会诱发脑卒中。

（6）有脑卒中家族史者。与高血压病一样，脑血管疾病具有遗传倾向，特别是直系亲属，如父母、兄弟姐妹中有脑血管疾病史者，则本人要比一般人容易患脑卒中。

（7）心脏病，特别是冠心病、心律失常、心房颤动、心功能不全等，都不同程度地减少了脑部血流量，还容易形成心脏血栓。心脏血栓很容易脱落堵塞脑血管，这就是"心源性脑卒中"。因此有这些疾病的人也应该特别注意。

# 第6节　脑卒中的5个预警信号

我们知道脑卒中的后果很严重。尽早知道脑卒中的早期症状，及时就诊，对于脑卒中患者的生命和生活质量都意义重大。

## 1. 一过性黑矇或短暂的视物模糊

所谓黑矇，即突然出现眼前发黑，看不见东西，数秒钟或数分钟即恢复，或表现为短暂性视力障碍或视野缺损，多在1小时内自行恢复，一般不留后遗症。黑矇和视物模糊主要是大脑突然缺血的表现，有些患者还会伴有恶心、呕吐、头晕及意识障碍，这些都被视为脑卒中发生前的预兆。

## 2. 哈欠连天、疲倦无神

这种现象可能是由于大脑供血相对不足引起的，如果脑动脉管腔狭窄，呼吸中枢缺氧，会表现为不自觉的连续哈欠、疲乏无力。

### 3. 短暂的口齿不清或流涎

平时说话正常的人突然说话不利索、流口水，也可能是脑卒中发作的前兆。

### 4. 一过性的持物不稳、偏侧麻痹

一侧的肢体感觉异常、手脚不灵活、力量减小，不能稳定抓握等，也可能是脑卒中发作的前兆。

### 5. 突发的头疼不止

脑卒中前的头疼一般十分严重，常常伴有血压升高或过低，可用"头疼欲裂"或明显胀痛来形容。

为了避免更严重脑卒中的发生，如果出现了上述症状，无论是不是脑卒中的高危人群都应该重视。应完善心脑血管的相关检查，找专科医生进行评估以及健康指导，进行系统规范的预防和治疗，避免严重脑卒中的发生。

通过实施综合性的干预措施，至少 80% 的心脑血管疾病是可以预防的。这些干预措施包括：改善生活方式、针对发病原因的治疗，有效控制高脂血症、高血压、肥胖等。

## 第 7 节　脑卒中后遗症的治疗方法

脑卒中经过治疗后一般多有后遗症，如偏瘫、语言不利、口眼歪斜，心理、情感更脆弱，性格脾气也会改变，这会影响患者乃至家人的生活

质量。

　　针对脑卒中后遗症的常规康复方法很多,有偏瘫肢体功能锻炼、高压氧治疗等,还有针灸、中药、神经营养药物治疗以及语言功能康复等。康复训练的方法在每个阶段都有所不同。

### 1. 偏瘫肢体功能锻炼

　　(1)一般地,偏瘫肢体功能锻炼分三个阶段:恢复早期阶段。由于此时患者的偏瘫肢体完全不能活动,所以可采用按摩、推拿、被动运动等锻炼方法,防止肌肉萎缩。一般每次局部按摩 5—10 分钟,全身按摩不超过 30 分钟。推拿是用手指或手掌沿瘫痪肌肉向前推动。被动运动是由别人来活动患者瘫痪的肢体,包括每个大小关节,活动幅度尽量达到一个正常关节所能活动的最大范围。

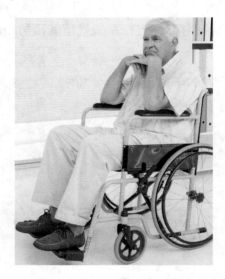

图 7-4　脑卒中后遗症给自己和家人带来痛苦

（2）恢复中期阶段。此阶段的偏瘫患者肢体可以逐渐活动，但仍没有力量来完成主动运动，所以此时的肢体锻炼除坚持第一阶段方法以外，还应坚持锻炼翻身、起坐，在他人帮助下学会站立，双手扶住椅背或床架向前移动脚步，以锻炼瘫痪侧下肢的肌力和关节运动。

（3）恢复后期阶段。此阶段患者已经可以进行一些幅度较大的活动，所以此阶段患者的主要锻炼内容是练习走路以及手指精细动作的训练。但患者在进行上述锻炼时，需有家属在旁边进行保护，并帮助患者逐步增加活动量和行走距离。

如果患者及其家属学会了偏瘫肢体功能锻炼和康复训练的方法，且家属有恒心，患者自己能坚持，将会取得较好的实际效果。

**2. 高压氧治疗**

脑卒中想要恢复得好，只做肢体康复锻炼是远远不够的，还可以接受高压氧治疗。

高压氧治疗是在超过一个大气压的环境中呼吸纯氧气。高压氧治疗为治疗脑功能障碍提供了新的科学有效的方法，对降低致残率有重要意义。

**3. 针灸治疗**

针灸是针法和灸法的总称。针灸疗法可以起到健脑提神、活血化瘀的疗效。针灸有较强的专业性，需要经验丰富的医生选择合适的穴位才会有好的疗效。

**4. 药物治疗**

除了上面的方法，脑卒中患者还需要药物治疗。脑卒中患者可通过坚持长期口服药物治疗合并康复锻炼逐渐改善症状,防止复发。脑卒中复发率很高,且一次比一次严重,甚至可能致命,所以必须坚持长期口服药物,做好二级预防。

从防止复发来讲,用比较对症的中药效果也不错,比如有明显"补气养血、活血化瘀"双重功能的药物。

总之,每一种康复方法有它的优点,也有不足,能够联合治疗是很好的方法,如果长期坚持应该能收获比较理想的效果。

# 第8节 脑卒中患者的饮食注意事项

脑卒中的发病与患者长期的不良饮食(高脂、高热量、高嘌呤)有很大关系,发生脑卒中以后,如果患者仍然不能及时纠正错误的饮食习惯,会严重影响脑卒中的治疗效果。脑卒中患者饮食应该注意什么呢?

(1)饮食中应有适当蛋白质,常吃些蛋清、瘦肉、鱼类和各种豆类及豆制品,以供给身体所需要的氨基酸。

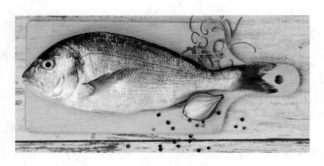

图 7-5 脑卒中患者最好平均每周吃一次鱼

(2)要多吃新鲜蔬菜和水果,因其中含维生素 C 和钾、镁等。有助于软化血管,降脂降压。

(3)可多吃含铬和碘丰富的食物,铬是人体所必须的一种微量元素,对调节肝脏代谢具有重要作用。碘可减少胆固醇在动脉壁沉积,有助于软化血管。如海带、紫菜、虾米、全小麦、粗粮等。

(4)每日食盐在 6 g 以下为宜,因食盐中含有大量钠离子,人体摄入钠离子过多,可增加血容量和心脏负担,并能增加血液黏稠度,从而使血压升高,对脑卒中病人不利。

(5)应限制动物脂肪,如猪油、牛油、奶油等,以及含胆固醇较高的食物,如蛋黄、鱼子、动物内脏、肥肉等,因为这些食物中所含饱和脂肪酸会促进动脉粥样硬化。可采用植物油,如豆油、茶油、芝麻油、花生油等,因其中所含不饱和脂肪酸有助于减轻动脉粥样硬化。

(6)忌食辛辣及刺激性的食物,如酒、浓茶、咖啡及刺激性强的调味品。此外,少吃鸡汤、肉汤对保护心脑血管系统及神经系统有益,切勿暴饮暴食。

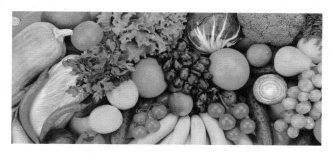

图 7-6 脑卒中患者应该多吃水果蔬菜

# 第8章

# 健康的真谛：预防永远重于治疗

有这样一个故事，战国时期魏文王问名医扁鹊："你们兄弟三人，哪一位医术最好？"

扁鹊回答说："大哥最好，二哥次之，我是最差的。"

魏文王疑惑不解，问："那为什么你的名气最大呢？"

扁鹊回答说："我大哥治病，是在病情还没有发作之前就把病控制住，但是一般人不知道他能把疾病消除在发病之前，所以他的名气传不出去；我二哥治病，是在病情发作初期就把病治好，人们就认为他只能治一些小病，他的名气就只能在附近乡里传播；我治病，都是在病人病情最严重的时候通过用针扎病人的血脉，给病人吃剧毒的药物，用刀剖开病人的皮肤和肌肉等方法把病人治好，所以人们就认为我医术高明，名气就这样传播开了。"

通过这个故事，我们能明白，扁鹊也是十分推崇他大哥的做法的，那就是对待疾病，预防永远重于治疗。

高脂血症、高血压、高血糖、冠心病、脑卒中等心脑血管疾病也是可防可控的，因为血管衰老的发生发展是一个逐渐加重的过程，只要积极采取预防措施，永远都不会太晚。

# 第1节
# 预防第一步,控制危险因素

心脑血管疾病的预防包括一级预防和二级预防。一级预防是指发病前的预防,即无病时防止病发生;二级预防是为了降低再次发病的危险及降低致残率,即患病后防止复发。

## 1. 防止梗死

血管尤其是冠状动脉,冬季寒冷时容易收缩、痉挛,发生供血不足,并可能导致梗死。所以,患者要注意保暖。高危患者要进行有效的抗栓治疗,可在医生指导下长期服用阿司匹林或有助于活血化瘀的中药等。

## 2. 患者晨练应注意的问题

不少老年人有晨练的习惯,对此,医生建议,晨练应等到太阳出来后再进行。简单的散步、打太极拳、练气功都是适合老年人的运动方式;晨练出汗后则不要急着脱衣服,以免受冷风刺激,尤其是冬天更应该注意。

## 3. 改变不良的生活方式

不良生活方式是导致心脑血管疾病的发生、发展的重要因素,且还会直接影响疾病的康复。改变不良生活方式要做到:控制饮食总量,调整饮食结构;坚持运动,循序渐进,量力而行,持之以恒;戒烟少酒,劳逸结合;减少钠盐摄入,每天食盐摄入量控制在 5 g 以内。

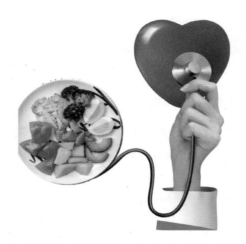

图 8-1　健康饮食和防控三高 有效预防心脑血管病

### 4. 多吃富含精氨酸的食物

富含精氨酸的食物有助于调节血管张力、抑制血小板聚集，减少血管损伤。这类食物有海参、泥鳅、黄鳝及芝麻、山药、银杏、豆腐皮、葵花子等。

### 5. 控制血压、血脂、血糖是关键

（1）控制血压。将血压控制在一个比较理想的范围内，是预防心脑血管疾病的重中之重。长期坚持控制血压，心脑血管疾病发病率可降低 90%。

（2）控制血脂、血糖。如果血脂或血糖超标，容易造成"血稠"，在血管壁上沉积，逐渐形成小斑块，就是人们常说的动脉粥样硬化，从而引发各种心脑血管疾病。

常见的控制血脂的措施是服用调脂药物，如他汀类药物等，还可在医生指导下服用一些调节血脂的中药，如三七、余甘子、山楂等。

常用的既能降糖又能降脂的比较安全的药物是二甲双胍。中草药桑叶、青钱柳叶、翻白草煎服或冲泡代茶饮等（请在专业医生指导下使用），对降糖、降脂也安全有效。

总之，血脂、血糖异常都是心脑血管疾病的致病因素，因此，有效地控制血脂、血糖，自然要成为心脑血管疾病防治的重中之重。

### 6. 进补要适度

我国民间素来有冬季进补的习惯。冬季人们的运动量本来就少，加之大量进补热性食物或滋补药酒，很容易导致血脂增高，诱发心脑血管疾病，因此冬季进补一定要根据个人的体质适可而行。

## 第2节　中药养护心脑血管的优势

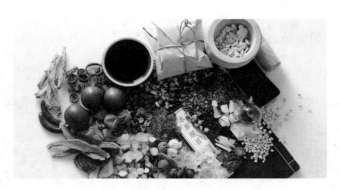

图 8-2　中药有助于"养心护脑"

中药在养心护脑方面历史悠久，能多途径、多靶点、多层次积极干预，并有简便、安全、低毒、副作用小等优势，对"三高"、冠心病、脑卒中都有很好的防治作用。

## 1. 治疗高血压

中药能缓慢而持久地降低血压或双向调节血压，减少高血压对心、脑、肾等器官的损害。

中药复方降血压的优势在于作用是多靶点的，既能有效降血压，又能改善微循环、降脂、降糖、抗氧化、提高免疫力，以及能做到保护血管内皮细胞、调节血管活性物质、维护血管通畅等。

## 2. 治疗高脂血症

在降脂中药中，有一部分既是药品又是食品，如山楂、枸杞子、葛根、桑叶、荷叶等，可在医生指导下根据自身体质选用，在食疗中轻轻松松降血脂。

中医认为，高脂血症常见有脾虚痰湿、肝肾亏虚、气滞血瘀等症状，病情因人而异；治疗上以使用化痰中药为主，辨证配合使用其他中药，可以降低血液总胆固醇、低密度脂蛋白胆固醇，升高对人体有益的高密度脂蛋白胆固醇。

## 3. 治疗冠心病

有的中药同时具有扩张血管、改善内皮细胞功能、调节血脂、稳定斑块、抗血栓形成等作用。对介入治疗后出现血管再狭窄，使用中药进行辅助治疗，明显优于单纯的依靠西药进行治疗。

## 4. 治疗脑卒中

中西医结合治疗脑梗死，症状改善会有明显的不同。西药治疗脑梗死，往往能很快稳定病情，但在改善、恢复肢体功能等方面效果欠佳,而中药在治疗脑梗死后遗症上效果就比较理想,往往在缓解病情的同时,其他不适症状也随之改善。在康复和防止复发方面,中药也往往有特殊的疗效。

总之,中药治疗心脑血管疾病是通过作用于多个病理环节,多途径、多靶点、多层次积极干预。因此,与西药仅针对某个单一病理环节治疗相比较,中药能取得更全面的疗效,体现出其独特优势,值得重视。

# 第3节
# 几种道地、优质中药的鉴别方法

人们只需要清楚地记住一点:防治心脑血管疾病的首要目标就是维护血管的通畅和弹性。如前所述,预防心脑血管疾病的核心是预防动脉粥样硬化,也就是维护血管的通畅和弹性。在前几章内容中,我们也给大家推荐了一些防治动脉粥样硬化的中草药,这一节,我们将重点给您讲讲如何选择优质、道地的中药材。

## 1. 三七

市场上三七很多,品质良好的三七具有以下特征:

(1) 看产地:云南文山是三七的道地产地

云南文山是三七的故乡,气候、环境、土壤都适合三七生长,三七种植标准也更高,质量更好。

(2) 看种植:有机三七用得更放心

市场上的三七按照质量分为普通三七、无公害三七、有机三七。

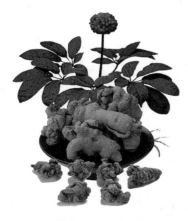

图 8-3　三七

有机三七在生长过程中禁止使用农药、化肥等人工合成物质以及转基因技术，是高质量等级的三七。

（3）看采收季节：春三七有效成分含量高

三七还分为春三七和冬三七。春三七营养成分全部供给根部，有效成分含量高。冬三七根部吸收到的养分少，有效成分含量不高。

（4）看部位：主根价值高

三七有剪口、须根和主根，其中三七主根的药用和保健价值最高。

三七剪口、侧根和须根的营养成分低，吸收利用率低，药用和保健价值极低。

三七主根中总皂苷含量最高，是其他部位的 2—3 倍。三七主根的营养成分更全面，除了三七总皂苷之外，还有三七黄酮、三七多糖、氨基酸、挥发油等。

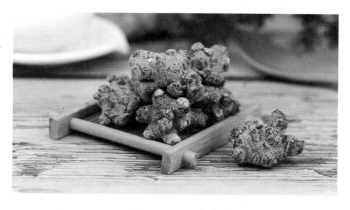

图 8-4　三七主根

## 2. 丹参

河南省方城县古称"裕州",特殊的气候、地理条件使当地盛产的植物药材丹参根茎粗壮,品质优良,早在汉代就被医圣张仲景誉为"丹参之首",后来被人们冠名为"裕丹参"。用优质丹参,最好选择"裕丹参"。

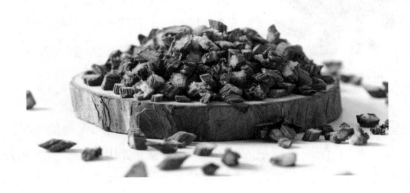

图 8-5　丹参

## 3. 黄芪

如何鉴别优质黄芪?

第一,看颜色。好的黄芪的颜色是微微发黄的,并且色泽均匀。如果黄白相间,颜色不均匀,那是因为黄芪没有真正成熟就被采摘下来甚至被熏制过,品质较差。

第二,看是否变质。好的黄芪外观上不应该呈现出腐烂、变质等情况。

第三,看质地。好的黄芪应该是不干不湿,就是抓一把用力攥紧不会碎而且能团在一起但是松开手之后自然松散。

第四，尝味道。好的黄芪是以口尝味甜者为佳。口尝时，口感香中略带有甜味，类似口尝甘草那种甜的感觉。

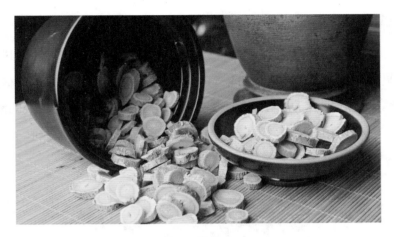

图 8-6 黄芪

### 4. 葛根

人们常常将葛根磨成粉食用。葛根粉也称粉葛，曾是贡品，可分为葛根淀粉与葛根全粉，二者的区别就在于加工的工艺不同。

近几年来，随着人们养生保健意识的不断提高，葛根粉成了热卖的保健品。那么如何挑选优质的葛根粉呢？

（1）看外观。一般来说，纯正的葛根粉因为没有添加任何东西，所以它的外观是洁白色的，光泽度非常好。质量稍差的葛根粉颜色显得不那么纯正，稍微带了点淡黄色。

如果发现葛根粉呈灰白色，那么就说明这种葛根粉是添加了其他东西的，质量通常都达不到检测标准，这样的葛根粉不宜购买和食用。

（2）冲泡后的形态。我们在食用葛根粉的时候，通常都会先用冷水将它搅匀,然后再倒入沸腾的开水冲泡。纯正的葛根粉在冷水中是乳白色的,经过沸水冲泡后是淡黄色透明的胶状物,非常黏稠。而那些冲泡之后颜色发白的葛根粉一般都是添加了其他东西的,所以我们可以通过观察葛根粉冲泡后的形态进行挑选。

（3）口感。我们还可以将少量的葛根粉直接放入口中,通过口水濡湿后的口感加以判断,如果它能够快速地溶化,而且带有一种清凉的感觉,即使没有加糖或其他带有甜味的食品,都能吃出淡淡的甜味,那么这种葛根粉的质量就比较好;如果吃起来带有酸味或腥臭味,就不宜购买。

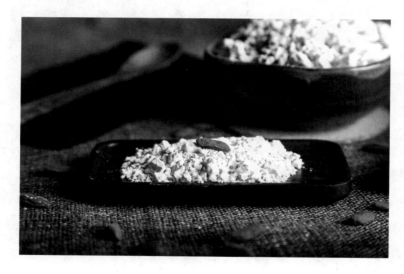

图 8-7  葛根粉

## 5. 玉竹

以下4种方式有助于鉴别玉竹的优劣:

（1）看形状。玉竹是长圆柱形的,略扁,少有分支,所以我们可以通过观察其形状的方式来认识玉竹。如果其长度较长、直径较宽的话，就说明这是很好的玉竹。

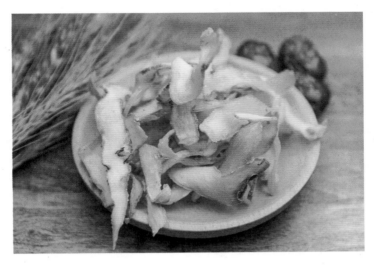

图 8-8　玉竹

（2）观察横切面。好的玉竹的横切面成扁圆形或者长方形，另外好的玉竹横切面外壁稍厚。

（3）看颜色。好的玉竹颜色发白，或呈淡黄色，但是一些品质较差的玉竹就没有这样的色泽。

# 附录　血压、血脂、血糖指标对照表

## 1. 血压指标

血压水平的定义和分级

| 分类 | 收缩压 /mmHg | | 舒张压 /mmHg |
|---|---|---|---|
| 理想血压 | ≤ 120 | 及 | ≤ 80 |
| 正常血压 | < 130 | 及 | < 85 |
| 正常高限（高血压前期） | 130—139 | 或 | 85—89 |
| 高血压Ⅰ期（轻度） | 140—159 | 或 | 90—99 |
| 高血压Ⅱ期（中度） | 160—179 | 或 | 100—109 |
| 高血压Ⅲ期（重度） | ≥ 180 | 或 | ≥ 110 |
| 单纯收缩期高血压 | ≥ 160 | 及 | < 90 |

## 2. 血脂指标

单位：mmol/L

| 项目 | 合适范围 | 边缘升高 | 升高 | 降低 |
|---|---|---|---|---|
| 总胆固醇 (TC) | < 5.18 | 5.18—6.19 | ≥ 6.22 | |
| 低密度脂蛋白胆固醇 (LDL-C) | < 3.37 | 3.37—4.12 | ≥ 4.14 | |
| 高密度脂蛋白胆固醇 (HDL-C) | ≥ 1.04 | | ≥ 1.55 | < 1.04 |
| 甘油三酯 (TG) | < 1.70 | 1.70—2.25 | ≥ 2.26 | |

### 3. 血糖指标

糖尿病诊断标准

单位：mmol/L

| 血糖情况 | 空腹 | | 口服 75g 葡萄糖后 2 小时 |
|---|---|---|---|
| 正常 | ＜ 6.1 | | ＜ 7.8 |
| 空腹血糖受损（IFG） | ≥ 6.1— ＜ 7.0 | 及 | ＜ 7.8 |
| 糖耐量减低（IGT） | ＜ 7.0 | 及 | ≥ 7.8— ＜ 11.1 |
| 糖尿病 | ≥ 7.0 | 及 / 或 | ≥ 11.1 |

备注：

（1）判断血糖水平是否正常，不但要看空腹血糖值，还要看餐后 2 小时血糖值。两者中只要有一项超标，就应诊断为糖尿病。

（2）空腹血糖受损（IFG）和糖耐量减低（IGT），这两种状态一般被称为"糖尿病前期"，发展为糖尿病的可能性非常大。如果在糖尿病前期积极采取预防措施，则可以避免发展为糖尿病，或者大大延缓发展为糖尿病的进程。

# 参考文献

1. 王鹏巨.怎样让你的血管变年轻?——心脑血管的衰老与对策[M].成都:四川科学技术出版社,2013

2. 吕晓红,刘颖.高脂血症[M].北京:中国医药科技出版社,2016

3. 李秀才.动脉粥样硬化防治[M].北京:金盾出版社,2000

4. 牛换香,江莉.冠心病[M].北京:中国医药科技出版社,2016

5. 国家药典委员会.中华人民共和国药典[M].北京:中国医药科技出版社,2015

6. 吕泽田,徐景耀.蜂胶百问[M].北京:中国医药科技出版社,2006

7. 武剑.脑血管病合理用药问答[M].北京:人民卫生出版社,2014

8. 陈慧勤.三七总皂苷与银杏提取物及两者联合对心血管保护作用的研究进展[J].宁德师范学院学报(自然科学版),2019,31(03):286-291

9. 魏红艳,张龚,贺风义,李伟,李丽.葛根素对冠心病患者血液流变学及血脂的影响[J].淮海医药,2003, 21(5): 415-416

10. 郑晓蕾,卢德赵.丹参酮ⅡA抗动脉粥样硬化作用的研究进展[J].浙江中医杂志,2011, 46(10):774-776

11. 范源,刘竹焕.余甘子活性成分抗动脉硬化作用的研究进展[J].云南中医学院学报,2011,34(02):67-70.

12. 刘建兵.中药黄芪的药理作用及临床应用效果观察[J].临床医药文献电子杂志,2019,6(70):141.

13. 黄曦乐,李展业,郭嘉琪.人参中药制剂治疗冠心病心绞痛的

Meta 分析 [ J ]. 实用医学杂志 ,2015,31(03):454-457.

14. 尹大军 , 陈立娟 . 心血管疾病治疗中三七应用的效果分析 [ J ].
中医临床研究 ,2019,11(09):29-30.